KB140023

치매노인을 돌보는
가족의 대처

치매노인을 돌보는
가족의 대처

김 춘 미 著

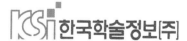

책 머리에

우리나라의 치매 유병률은 1997년에는 65세 이상의 노인인구의 약 8.3%에서 2020년에는 이보다 2.5배 늘어날 것으로 예측되고 있다. 그런데 우리나라는 노인봉양에 있어서 효를 중시하는 전통적 가치관이 우세하고, 노인복지정책에 있어서도 사회보장보다는 가족책임을 우선으로 하고 있어서 대부분의 치매노인들을 가정에서 돌보고 있는 실정이다.

가족들은 심각한 인지장애와 행동장애를 보이는 치매노인을 가정에서 돌보면서 많은 어려움을 겪게 되는데, 따라서 돌보는 과정에서 여러 가지 신체적, 정신적 질병에 이환 되는 제2의 치매희생자가 되고 있다. 그러나 아직까지 치매노인을 돌보는 가족들이 구체적으로 어떻게 대처하면서 생활하고 있는지에 대한 과정연구는 매우 미흡한 실정이다.

이에 본 연구는 재가 치매노인을 돌보는 가족원들이 겪는 돌봄 과정을 기술하고, 이 과정에서의 대처전략 및 대처유형을 파악하여 이에 관한 실체이론을 개발함으로써 재가 치매노인을 돌보는 가족의 대처를 도와주기 위한 간호중재 전략개발에 유용한 근거를 제공하고자 실시되었다.

연구의 주요 연구 질문은 "재가 치매노인을 돌보면서 가족원들은 어떻게 대처하는가?"였다.

자료의 수집과 분석방법은 Strauss와 Corbin(1998)이 제시한 근거이론 방법을 이용하였다.

자료 수집은 개방형 반구조적 질문지를 이용한 심층면담에 의해서 이루어졌으며, 연구 참여자의 동의를 얻어 녹음을 하고 필사본을 작성한 후에 분석하였다.

자료 수집기간은 2000년 2월부터 2001년 2월까지 이루어졌다. 연구 참여자는 모두 가정에서 치매노인을 직접 돌보는 17명의 여성이었으며, 치매노인과의 관계는 며느리, 배우자, 딸 그리고 기타의 순이었다.

연구결과는 다음과 같다.

1. 본 연구의 중심현상이며 핵심범주는 '도리의 굴레를 쓰고 헤쳐 나가기'였으며, '도리감수'와 '힘겨움'이 그 속성으로 파악되었다.

이러한 중심현상의 인과적 조건은 '치매노인의 문제행동'이었다. 그리고 가족원의 작용/상호작용을 촉진하거나 억제하는 중재적 조건에는 가족의 지지, '경제적 상태', '가족원의 건강상태', '치매노인과의 관계', '치매에 대한 가족의 인식', 그리고 '전통적 여성역할에 대한 고정관념'이 포함되었다. 이 중 '가족의 지지'와 '경제적 상태'는 대처유형을 구분하는 강력한 영향요인이었다.

2. 재가 치매노인을 돌보는 가족원의 대처전략은 크게 세 가지 측면으로 구분되었는데 즉, 역할의 과중함을 줄이기 위한 대처, 돌봄에 따른 정신적 고통을 조절하기 위한 대처, 그리고 치매노인의 문제행동을 조절하기 위한 대처였다. 이러한 전략에 따라 11개의 대처행위가 분석되었는데, 본 연구에서 나타난 가족원의 긍정적인 대처행위로는 역할조정하기, '상황 재정의 하

기’, ‘도움 찾기’, 그리고 ‘애정으로 대하기’ 등이었다.

3. 재가 치매노인을 돌보는 가족원의 대처과정은 문제인식기, 돌봄 착수기, 분투기, 마음수습기, 부담조정기, 그리고 수용기의 여섯 과정으로 확인되었다. 이들 대처단계는 역동적이며, 비선형적인 특성을 가지고 진행되는 것으로 분석되었다.

4. 재가 치매노인을 돌보는 가족원들의 대처유형은 본 연구에서 제시된 중재적 조건들에 따라서 다섯 가지로 구분되었는데 즉, 적극적 역할분담형, 의미부여형, 헌신형, 의무방어형 그리고 비관형 등이었다. 이 중 대처를 잘하고 있는 유형은 적극적 역할분담형, 의미부여형, 건강문제가 없는 헌신형 등이었다.

5. 재가 치매노인을 돌보는 과정에 순조롭게 적응하고 있는 가족원들의 특성으로는 치매노인을 돌보는 구체적인 기술을 터득하게 되면서 돌봄에 익숙해지고, 치매노인에 대해서는 애정이 지속되었다. 그리고 치매노인 돌봄이라는 상황위기 속에서 도리의 굴레를 쓰고 헤쳐 나가는 역할을 수행하는 것에 대해서 가족으로부터의 인정과 지지를 받고 있었다. 또한 이들 가족원들은 대처과정에서 가족의 소중함을 느끼게 되고 가족애가 더욱 커지는 유익함을 경험하면서 평정을 회복하고 있었다.

6. 반면에 여전히 돌봄에 힘겨움을 느끼면서 잘 적응하지 못하는 가족원들의 특성으로는, 치매노인에 대해서 분노와 연민이 교차되는 양가감정이 지속되고 있으며, 심인성 건강문제가 발생하기도 하고, 성격이 거칠어지거나 공격적으로 변하는 양상을 보였다. 그리고 돌봄에 비협조적인 다른 가족구성원들에 대해 원망과 서운함을 갖게 되면서 가족간에 갈등이 심화되어 돌봄에 대한 스트레스가 지속되고 있었다.

이와 같이 본 연구에서는 가정에서 치매노인을 돌보는 가족원들의 대처단계와 대처행위, 그리고 중재적 조건에 따른 대처유형을 분석하였다.

본 연구결과는 치매노인을 돌보는 가족원들을 위한 간호 실무에서 일반적이고 표준화된 접근보다는, 대처상황과 대처단계 그리고 중재적 조건과 대처유형에 적합한 개별적인 간호전략 수립과 프로그램 개발에 기여할 수 있을 것이다.

본 연구결과를 토대로 하여 치매노인 가족의 대처와 관련된 앞으로의 연구 과제를 제언하면 다음과 같다.

첫째, 치매노인을 돌보는 가족원들의 대처단계와 대처유형을 평가할 수 있는 대처사정도구를 개발할 필요가 있다.

둘째, 본 연구에서의 패러다임 모형에서 제시하고 있는 범주간의 관계를 검증하기 위한 양적 연구가 필요하며,

셋째, 본 연구에서 제시된 긍정적인 대처행위와, 대처유형을 근거로 하여 간호중재를 실시하여 그 효과를 분석하는 연구가 필요하다. 그리고 마지막으로 치매노인을 직접 돌보는 가족원뿐만 아니라 전체 가족구성원을 대상으로 하여 전체 가족의 돌봄에 대한 상호작용을 정확하고 포괄적으로 분석할 수 있는 연구가 필요하다.

목 차

Ⅰ. 서 론

Ⅱ. 문헌고찰

Ⅲ. 연구방법

Ⅳ. 연구결과

Ⅴ. 논 의

Ⅵ. 결 론 및 제 언　177

표 목차

그림목차

부록목차

Ⅰ. 서 론

1. 연구의 필요성

평균수명이 증가함에 따라 본격적인 노령화 시대에 접어들면서 급증하고 있는 치매는 '소리 없는 유행병(silent epidemics)'으로 일컬어지고 있으며, 치매노인뿐만 아니라 이들을 돌보는 가족까지 황폐화시키는 '병적 상태'로 인식되고 있다(서울대학교 지역의료체계 시범사업단, 1994).

65세 이상 인구에서의 치매 유병률은 미국 6.1%, 일본 6.7%, 이태리 8.4%, 독일 10.2%로 나타나고 있는데(박종환, 고효진과 박영춘, 1993), 1997년 현재 우리나라 치매노인 수는 약 24만 2천명으로 노인인구의 약 8.3%를 차지하고 있어 선진국들과 별 차이를 보이지 않고 있다. 이러한 치매 유병률은 점차로 증가하여 2020년에는 현재보다 2.5배 늘어난 61만 9천명에 육박할 것으로 전망되고 있다. 그러나 치매노인을 돌볼 수 있는 사회적 요양시설은 매우 부족하여 시설수용서비스를 필요로 하는 치매노인의 약 65% 정도를 포함한 대부분의 치매노인들은 가족들이 전적으로 가정에서 돌보고 있어서 심각한 가정 및 사회문제로 대두되고 있다(한국보건의료관리연구원, 1999).

치매노인은 특징적으로 나타나는 인지장애 및 행동장애로 인하여 대체로 일반 노인에 비해 과중한 보호와 도움을 요구하므로 이들을 돌보는 가족의 희생과 부담은 하루를 '36시간'으로 표현할 정도로 심각하다. 이에 따라 치매노인을 돌보는 가족의 절반 이상은 돌봄 이후 스트레스로 인하여 여러 가지 신체적, 정신적 질병에 시달리고 있는데((Mace & Rabins, 1981), 이러한 현상은 노인봉양을 전통적인 미덕으로 삼아왔던 우리나라에서도 마찬가지로 나타나고 있다(서문경애, 2000).

  사회적인 측면에서 보면 우리나라의 노인복지정책의 기본방향은 사회나 국가가 아닌 가족들이 노인 돌봄에 대한 전적인 책임을 지는 것을 근간으로 하고 있다. 이에 따라 노인복지정책은 선진산업사회에서 실시하는 시설중심의 노인복지대책이 아니라, 복지재원의 효율적 이용을 위해 전통적 가족제도를 유지·발전시키면서 가족구성원의 상호보호기능을 지원하는 접근을 시도하고 있다. 그러나 현재 이러한 노인복지서비스를 받는 대상은 제한되어 있으며, 특히 노인을 돌보는 가족에 대한 사회적 차원에서의 서비스는 매우 미약한 실정이어서(홍여신, 박현애와 조남옥, 1995), 가정에서 전적으로 치매노인을 돌봐야하는 가족의 어려움은 더욱 가중되고 있다. 따라서 이제는 치매노인뿐만 아니라 치매의 제 2의 희생자가 되고 있는 가족을 도울 수 있는 사회적 차원에서의 배려가 필요로 되고 있다.

  치매노인을 돌보는 가족에 관한 국내연구는 대부분이 1990년대 이후에 이루어져 아직까지 시작단계에 있음을 알 수 있다. 선행연구들의 내용을 살펴보면, 치매노인의 부양실태 및 가족부담감에 관한 연구(장연신, 1999; 함영숙, 1998; 장덕민, 1996; 마정수, 1995; 성인순, 1994; 권중돈, 1994; 김윤정, 1993), 가족의 간호 및 복지에 관한 요구조사(박순미, 1999; 유영미, 1998; 윤재춘, 1997; 유은정, 1995), 치매노인에 대한 사회복지서비스 제공 (조원구, 1998; 김현철, 1998; 최정숙, 1998) 치매요양시설(조일아, 1997;

김석현, 1997), 복지정책(김순화, 1999; 윤유신, 1999), 그리고 치매노인 가족의 돌봄 경험(이은희, 1998; 조남옥, 1996) 등에 관한 것으로, 종합해 보면 치매노인을 돌보는 가족을 대상으로 한 초기 연구들은 돌봄에 대한 실태조사 및 부담감 측정 그리고 가족의 간호 및 복지요구를 분석하는 연구들이 주로 실시되었다.

그런데 최근 치매노인가족의 적응에 관한 일부 연구들이 이루어지고 있는데, 이들 연구결과를 보면 적응에 영향을 미치는 결정요인으로 가족의 대처방안에 대한 중요성을 제시하고 있다(서문경애, 2000; 김태현과 전길양, 1996). 이에 대부분의 치매노인들이 가정에서 가족들에 의해 돌봐지고 있는 우리나라의 사회적 특성을 감안할 때, 치매노인을 돌보는 전적인 책임을 맡은 가족원들이 실제로 가정에서 어떻게 돌봄에 구체적으로 대처하며 적응해 나가고 있는가에 대한 측면에 좀 더 관심을 가질 필요가 있다. 그리하여 돌봄과정에서 치매노인을 돌보는 가족원의 어려움을 완화시키거나 혹은 악화시키는 대처전략들을 규명하고, 이들의 적응을 촉진시킬 수 있도록 새로운 시각과 방향으로 접근하는 연구가 필요하다.

다른 두 문화권의 치매가족을 대상으로 한 대처에 관한 외국의 연구(Shaw, Patterson, Semple, IgorGrant, Elena, Zhang, He, & Wu, 1997; Connel, 1997; Cox, 1993; Hinrichsen & Ramirez, 1992; Strong, 1984)들을 살펴보면, 치매노인을 돌보는 가족들이 사용하는 대처와 심리적 고통과의 관계에 대한 적용은 그 사회가 가지고 있는 문화적 특성에 따라 달라진다고 하였다. 이러한 관점에서 보면, 우리나라에서는 가족적 가치가 개인적 가치에 우선하며, '효'라는 윤리적 원칙이 가족관계의 근본원리를 이루고 있기 때문에(한경혜, 1995), 이러한 문화적 특성하에서의 가족의 대처의 고유성을 밝히는 연구를 실시하여 다른 문화권에서의 치매가족의 대처경험과 비교분석하는 것은 대처의 문화 구속적 특성을 규명한다는 점에서 그 의미가 있다고 본다.

또한 국내연구들과 마찬가지로 외국의 많은 연구에서 가족의 대처능력이 적응의 중요한 결정요인임을 밝히고 있으며(Quayhagen & Quayhagen, 1996; Williamson & Schulz, 1993; Neundorfer, 1991; Rohde, Lewinson, Tilson, & Seeley, 1990), 이들 가족들이 구체적으로 돌봄 과정에서 사용하고 있는 대처전략들을 제시하고 있다(Wilson, 1989; Pratt, Schmall, Wright, & Cleland, 1985; Levin, Dastoor, & Gendron, 1983). 그러나 이러한 적응에 영향을 미치는 대처기전과 과정에 대한 규명은 미흡하여 아직까지 일관된 결론이 없는 실정이며(Szabo & Strang, 1999), 전체적인 돌봄 과정에 포함되어 있는 특정 스트레스에 가족들이 어떻게 대처하는지에 대한 정보를 제공하지 못하고 있으므로(Williamson & Schulz, 1993), 치매노인을 돌보는 과정에서의 특정 스트레스에 대한 규명과, 이에 대처해 가는 과정에 관한 계속적인 연구의 필요성이 제시되고 있다.

한편, 대처에 관해 실시된 많은 양적 연구들을 분석해보면 시간의 경과에 따른 대처과정을 이해하는 데에는 제한점이 있다. 이는 대처과정은 매우 역동적이며, 따라서 시간의 경과에 따른 변화는 대상자들에게 특정사건에 어떻게 대처했는지를 질문함으로써 얻어지는 피상적인 대답 속에는 잘 나타나지 않기 때문이다(Reeves, Merriam & Courtnay, 1999; Fleming, Baum & Singer, 1984). 또한 그동안의 외국에서 개발된 대처에 관한 연구에서 사용된 측정도구는 일반적인 광범위한 스트레스 상황사건에 대한 반응을 측정하기 위하여 고안된 기존의 대처측정도구를 사용하여 왔으므로, 치매노인의 돌봄이라는 고유한 대처현상을 얼마나 정확하게 평가해주고 있는지에 대한 검증과정이 요구된다. 따라서 치매노인 돌봄의 실제영역에서 대처과정에 따라 어떠한 대처전략이 사용되고 있는지를 심층적으로 분석할 수 있는 질적 연구를 실시할 필요가 있다.

이와 같이 대처는 그 특성상 스트레스가 전개되기 전 예측단계부터 결과단계에 이르기까지 특정 시점에서의 상황적 요구에 따라서 변화하기 때문에 그것이 관찰되는 시점에 대한 준거 없이는 이해할 수 없는 과정이다(김정희 역, 1997). 따라서 고유한 문화적 특성과 상황적 맥락에 따라 변화하는 대처과정을 이해하고, 대처요인 및 그 결과를 이해하기 위해서 치매노인을 돌보는 가족원을 대상으로 근거이론방법으로 연구하고자 한다.

2. 연구의 목적

본 연구의 목적은 재가 치매노인을 돌보는 역할을 전적으로 도맡아 수행하는 가족원들이 돌봄 과정에서 직면하는 어려움을 이해하며, 가족원과 치매노인 그리고 다른 가족 구성원간의 상호작용을 통해서 이러한 어려움을 헤쳐 나가는 대처과정과 대처전략 및 대처유형을 심도 있게 분석하여 이에 관한 실체이론을 개발하는 것이다.

본 연구결과는 궁극적으로 치매노인을 돌보는 가족의 적응을 촉진시키기 위한 간호 실무에 유용한 지식체를 제공할 것이다.

II. 문헌고찰

본 장에서는 치매노인을 돌보는 가족원들이 경험하는 어려움과 돌봄 과정, 그리고 대처에 관한 선행연구들을 고찰하고자 한다.

1. 치매노인을 돌보는 가족원의 어려움

치매노인을 돌보는 가족원의 어려움은 일반적으로 부담감, 긴장, 스트레스 등으로 표현되고 있는데, Zarit, Reever와 Bach-Peterson(1980)은 치매노인을 돌보면서 가족이 경험하는 고통의 반응을 부담감이라고 정의하였다. 부담감의 어원은 구약성서에서 '무거운 짐을 견디는 것'으로 나타나 있는데, 일반적인 개념은 노동의 짐이나 죄, 슬픔과 같은 감성, 경제적 부채의 의미로 사용되었으며, 현재도 유사하게 '고통스럽고 걱정스러운 어떤 것'(Klein, 1989) 또는 '어떤 일을 맡아서 의무나 책임을 져 짐스러운 느낌'(양주동, 1977)의 의미로 사용되고 있다.

만성질환자를 돌보는 가족이 경험하는 부담감은 신체·사회·경제 및 심리적 차원에서의 복합적이고 부정적인 반응이다. 이 중 가장 심각한 면은 정서적인 어려움으로 다양한 정서적인 문제, 즉 우울, 불안, 좌절, 답답함, 죄의식, 정서적인 황폐 등이 복합적으로 내재되어 부담감을 더욱 가중시킨다(이인정, 1989).

어떤 장애환자를 돌보든지 돌보는 이들의 고통은 특징적인 양상이지만, 특히 치매노인을 돌보는 일은 그 중에서도 가장 큰 시련으로 받아들여지는데, 그 이유는 치매 증상으로 나타나는 인지장애와 행동장애는 가족에게 독특하고 심한 부담감을 안겨 주기 때문이다. 이러한 치매노인 가족이 경험하는 부담감의 차원을 권중돈(1995)은 사회적 활동의 제한, 치매노인과 가족의 부정적 관계변화, 심리적 부담, 재정 및 경제활동상의 변화, 건강상의 부담으로 구분하고 있다. 치매노인을 돌보는 가족의 스트레스 요인으로 가장 흔히 부딪치는 치매노인의 증상은 괴상한 행동, 불결, 기분변덕, 가리지 않고 먹음, 수족 떨림 등이다(홍여신, 이선자, 박현애, 조남옥과 오진주, 1994). 이 중 가족들이 가장 참기 힘들어하는 문제는 인지능력 저하보다는 실금이나 와상상태 등의 ADL 수행능력의 저하와 심한 의심이나 망상 등 정신과적 증상으로 알려져 있다(조남옥, 1996). 가족들은 치매노인에게 옷 입히기, 먹이기, 목욕시키기, 배뇨관리 등 일상생활의 모든 부분에서 도와주어야 하는데, 가족들의 해소되지 못하는 끊임없는 스트레스는 하루를 '36시간'으로 부를 정도이다. 이에 치매노인의 가족은 환자의 가장 중요한 지지체인 동시에 '숨겨진 희생자'이며, 치매의 이차적 희생자로 불린다. 또한 문제 행동에 대한 부담감이 끝나게 되는 시점이 되면 결국 와병상태로 진행하여 또 다른 문제점을 가족들에게 안겨주는 질환의 특성으로 인해 치매는 '길고 긴 이별'이나 '끝나지 않은 죽음'으로도 불린다(Mace & Rabins, 1981).

치매노인 가족의 부담감을 다루고 있는 대부분의 연구에서는 기능장애와 가족의 안녕(well-being)간에 밀접한 관계가 있다고 하였다. 치매노인을 돌보는 가족의 부담감을 분석한 국내의 연구들을 살펴보면 치매노인의 문제행동정도가 심할수록, 인지장애와 일일보호시간이 길수록 이를 돌보는 가족의 부담감은 부담이 크다고 하였다(장덕민, 1995; 장인순, 1995; 권중돈, 1995; 성인신, 1994; 김윤정, 1993; 문혜리, 1992). Schulz와 Williamson(1991)도 치매노인의 일상생활 활동기능이 가족의 부담감 및 우울과 밀접한 상호관련이 있음을 보고하였는데, 치매노인의 기능이 악화되면 가족원의 우울은 증가한다고 하였다. 이 연구에서 가족원의 부담감에 가장 영향을 미치는 것은 치매노인의 기억력 저하와 의사소통장애, 그리고 다음이 성격변화였다. 반면에 이러한 결과와 반대로 Zarit 등(1980)의 연구에서는 알츠하이머 환자의 가족을 대상으로 연구한 결과 기능 및 인식장애, 기억과 행동문제의 정도와 가족의 부담감과는 관련이 없는 것으로 밝혀졌다.

치매노인을 돌보는 가족에 대한 정신과적 증상 연구에서 가장 빈번하게 나타나는 문제점으로는 우울과 사기저하이다(Clipp & George, 1990; Gallagher, Rose, Rivera, Lovett & Thompson, 1989; Anthony-Bergstone, Zarit & Gatz, 1988; Cohen & Eisdorfer, 1988; Drinka, Smith & Drinka, 1987; Fitting, Rabins, Luvas & Eastham, 1986; Coppel, Burton, Becker & Fiore, 1985). 이처럼 많은 연구결과에서 치매노인의 가족들에서 정신병의 증가뿐만 아니라, 우울과 사기저하의 증상이 증가한다고 밝히고는 있지만, Becker와 Morissey(1988)는 심한 만성적인 스트레스의 소인이 있는 경우를 제외하면, 알츠하이머 환자를 돌보는 것이 주요 우울장애의 원인은 아니라고 하였다. 아울러 치매남편을 돌보는 배우자에서 나타나는 많은 우울증 같은 반응은 정신과적 우울이 아니라고 하였다. 이러한 관점은 가족들에서 보고되는 우울증상은 일시적 기분변화이며, 주요 우울증은 아니라고 설명한 Fitting 등 (1985)과 의견을 같이 한다.

신체적 이환율에 대해서는 다수의 연구에서 돌봄으로 인한 스트레스가 호흡기계, 고혈압, 심맥 관계 질환 등과 관련이 있음을 밝히고 있다. 가족들은 만성적으로 더 많은 스트레스에 노출되기 때문에 병에 걸릴 확률이 높을 것으로 예측할 수 있으며(Stone, Cafferata & Sangl, 1987; Haley, Brown & Levine, 1987; Snyder & Keefe, 1985; Satariano, Minkler & Langhauser, 1984), 따라서 종종 치매노인을 돌보는 가족들은 '숨겨진 환자(hidden patients)'로 불리기도 한다(Fengler & Goodrich, 1979). 문혜리(1998)는 치매노인을 돌보는 가족원의 65.6%가 건강문제를 가지고 있는데, 주로 두통, 신경통, 우울, 소화불량, 불면 등의 심인성 질환이라고 하였다. 그리고 Chenoweth와 Spencer(1986)는 가족원의 21%에서 그들의 건강문제로 인해 치매노인을 요양시설에 위탁했다고 밝혔다. 이들의 구체적인 건강문제는 낙상으로 인한 골절, 심장병, 궤양, 신경증, 극도의 쇠진으로 인한 질병의 연장 등이었다.

이러한 가족원이 경험하는 부담감, 우울 그리고 신체적 건강상태의 영향요인으로 연령, 성, 치매노인과의 관계(배우자, 딸, 아들)와 같은 인구학적 변수들이 제시되고 있는데, 인구학적 변수와 가족원의 관계에 대한 일관성 있는 결과들이 속출하고 있다.

첫째, 대부분의 연구들은 여성들이 남성에 비해 더 많은 우울과 고통을 경험하는 것으로 나타났다. 둘째, 치매노인과 함께 사는 가족원들이 그렇지 않은 가족보다 더 많은 스트레스를 경험하였다. 셋째, 드물긴 하지만 가족원이 아들인 경우 가장 낮은 부정적인 결과를 보였다. 남성인 경우 돌봄으로 인해 자신의 안녕에 영향을 받지 않는 것으로 나타났는데, 이들은 자신들의 역할에 대해 한계점을 설정하면서 접근하기 때문이며, 그렇게 하는 것에 대한 죄의식을 갖지 않고, 다른 사람의 지지에 더욱 의존하기 때문이다.

이 외에도 치매노인과의 관계가 영향을 미치는데, 치매노인과 발병 전 관계가 좋았던 경우 부담감이 적었으며, 다른 사람의 지지를 많이 받는 사람들이 우울증의 정도가 낮았다. 그리고 재정적 문제에 관한 관심은 남성가족원이 나타내는 우울의 예측인자였다(Biegel, Sales & Schulz, 1991).

한편, 국내연구에서 보면 치매노인과의 관계에서 며느리의 부양부담이 배우자나 자녀보다 큰 것으로 나타났다(마정수, 1995; 성인신, 1994). 이는 해석학적 분석을 통한 강현숙 등(1999)의 질적 연구에서 치매노인을 돌보는 며느리의 상황을 삶이 왜곡된 현상으로 해석하고, 이는 장유유서와 효부열녀를 강조하는 사회적 관념의 영향 때문에 그들로 하여금 다중역할을 하게 하는 문화적 특성이라고 한 결과를 통해서도 뒷받침되고 있다. 이 연구에서 나타난 며느리의 경험은 죄책감과 분노, 억압된 생활사, 남편의 무관심, 시댁식구들의 몰이해, 점점 미워지는 치매노인, 포기적인 삶으로 해석되었다.

지금까지의 치매노인을 돌보는 가족원의 부담감에 대한 선행연구를 요약해보면, 가족원들은 치매노인이 보이는 여러 가지 문제행동으로 인하여 이를 조절하고, 24시간 끊임없이 돌보면서 여러 가지 신체적, 정신적 스트레스를 경험하게 된다. 이러한 돌봄으로 인한 부담감에 영향을 미치는 요인에는 치매노인의 문제행동정도, 치매노인과의 관계와 친밀성 정도, 성별 등의 인구학적 요인, 가족원의 건강상태, 경제적 상태, 사회적 지지 등이 있다.

2. 치매노인을 돌보는 가족원의
돌봄 과정과 대처

돌봄은 인간의 상태나 생활방식을 개선하고 향상시키기 위해 분명한 또는 예상되는 욕구를 가진 개인이나 집단을 도와주고 지지하고 촉진하려는 활동이다(Leininger, 1984).

Wuest, Ericson과 **Stern(1994)**은 근거이론을 통한 질적 연구에서, 치매노인을 돌보는 가족들이 경험하는 돌봄 과정은 '친밀감에서 멀리함'의 연속선상에서의 단계로 이동한다고 하였으며, 이러한 상호작용을 '여명기(dawning)-지속기(holding on)-포기기(letting go)'의 차원을 가진 '타인이 되어감'이라고 하였다. 이 연구에서 여명기는 치매노인과 가족들이 점차로 치매로 인한 변화를 인식해 가는 단계이며, 지속기는 가족들이 삶의 질을 유지하기 위해 전략을 개발하는 단계이다. 그리고 포기기는 치매노인을 장기요양원에 위탁하기로 가슴 아픈 결정을 내리는 과정으로 설명되고 있다.

이와 마찬가지로 **Wilson(1989)**도 근거이론을 이용한 질적 연구를 통하여 치매노인을 돌보는 가족들의 돌봄 과정을 '위기에서의 생존'으로 명명하였다. 이 연구에서도 돌봄 과정을 세 단계로 구분하고 있는데, 가족들이 윤리적 의무감과 요양원에 대한 두려움 때문에 자신들의 자원, 정보, 재정이 제한되어 있음에도 불구하고 치매노인을 맡기로 하는 '수락기(taking it on)', 시행착오를 겪으면서 돌봄을 해나가는 '진행기(going through)', 그리고 마지막으로 가족들이 치매노인을 요양원에 보내기로 결정하는 '종료기(turning it over)'이다. 각 단계에서 가족들이 보이는 특성을 보면 초기에는 역할의 모호성을 느끼고, 진행기에서는 돌보는 역할을 수행함에 따라 일상생활패턴이 깨지고, 가족간의 갈등이 발생하며, 재정압박이 심해지고 피로감, 생활의 불안정감, 신체적 정신적 소진을 경험한다. 그리하여 종료기에서는 돌보는 역할을 남에게 이양하고 싶은 요구가 발생한다고 하였다.

이러한 외국의 연구결과를 분석해보면 치매노인이 있는 가족들은 초기에는 자신들이 치매노인을 맡아서 가정에서 돌보다가 결국에는 포기하고 치매노인을 시설에 위탁하는 과정을 공통적으로 나타내고 있음을 알 수 있다.

한편 치매노인 가족의 경험과 간호요구를 분석한 국내 연구결과를 보면, 치매노인을 주로 돌보는 가족의 경험은 진행단계에 따라 의구심, 좌절과 우울, 갈등, 분노-폭발, 포기-순응 등 특징적으로 구별되는 단계들을 거치는 것(조남옥, 1996)으로 나타나고 있다. 외국의 경우 돌봄의 마지막 과정에서는 치매노인을 요양시설에 위탁하는 경우가 많으나 우리나라에서는 이용할 수 있는 공적 자원의 제한과 노인봉양에 대한 사회적 가치관 때문에 가족들이 가정에서 돌봄을 지속하는 경우가 많았으며, 정서적 갈등을 경험하면서도 돌봄을 순응하고 받아들이는 것으로 나타났다. 또 다른 국내 연구로 문화기술지적 접근에 의해 돌봄 경험을 연구한 김귀분과 이경희(1998)의 연구결과를 보면, 치매노인의 돌봄 경험은 심리적 갈등, 신체적, 사회적, 심리적 억압, 고립, 수용, 사랑, 소망 등 6개의 영역으로 나타났다. 이 연구에서 초기단계는 부정적인 반응으로 갈등과 억압 및 고립을 나타내다가, 점차 적응의 단계에서는 수용하면서 소망과 사랑의 정을 갖고 긍정적인 반응으로 돌입하는 한국인의 전형적인 정서유형을 보인다고 하였다.

이러한 선행연구들을 종합해보면, 치매노인을 돌보는 과정은 어느 한 단계에서 머물거나 혹은 부정단계에서 긍정적 단계로의 진전만 있는 것이 아니라, 부정적 반응과 긍정적 반응을 끊임없이 전환하는 순환체계임을 알 수 있다.

그런데 이러한 돌봄 과정에서 돌봄으로 인한 스트레스와 가족의 적응사이를 매개하는 중요한 변인 중의 하나가 '대처'이다. 즉, 심각한 질병으로 발생한 위기상황에서 가족이 적절하게 적응하는데 결정적인 영향을 미치는 요인은 가족의 대처라고 할 수 있다. 대처는 개인의 자원을 요구하거나 초과하는 것으로 평가되는 특수한 외적 및 내적 요구를 다스리기 위하여 부단히 변화하는 인지적 및 행동적 노력이다(Lazarus & Folkman, 1984).

가족의 적응은 위기에 대해서 가족이 경험하는 생활과정의 결과로서 적절한 적응수준으로 회복되는 것을 의미한다. 즉, 가족이 생활양상과 환경에서 균형을 유지하는지에 초점을 두고 있으며, 가족의 적응이 적절하다함은 스트레스로부터 긍정적인 결과를 낳아 신체적, 심리적, 사회적 건강과 안녕이 지속적으로 강화됨을 의미한다(McCubbin & Patterson, 1983).

이와 같이 가족들이 돌봄에 적응해나가는데 영향을 미치는 대처와 문화적 특성에 따른 대처전략, 치매노인을 돌보는 가족들이 주로 사용하는 대처전략, 마지막으로 이러한 대처전략에 따른 가족들의 안녕감과의 관계를 분석한 선행연구들을 고찰하면 다음과 같다.

첫째, 가족들의 적응에 영향을 미치는 요인으로는 많은 연구에서 대처를 제시하고 있다. 서문경애(2000)는 치매노인가족의 적응에 영향을 미치는 변수로 가족의 관리자원, 가족의 강인성 그리고 가족의 문제해결 및 대응전략을 제시하면서 다양한 대응 전략이 효과적으로 사용될 때 치매환자 가족의 적응은 촉진된다고 하였다. 또한 McCubbin, Joy, Cauble, Comeau, Patterson과 Needle(1980)은 대처에 관한 연구를 통하여 4가지 기본적인 가설을 제시하였다. 대처는 스트레스에 대한 가족의 취약성을 감소시키고, 가족을 보호하는 가족체계자원을 강화시키거나 유지시켜주며, 위험한 사건과 이에 따른 영향들을 조절하며, 사회적 환경을 변화시키기 위한 행동을 적극적으로 행함으로써 가족에게 영향을 준다고 하였다. 따라서 위기상황에 놓여있는 환자가족의 체계의 균형을 유지하는데 있어서 대처가 중요한 영향변수임을 제시하였다.

만성질환노인 가족의 돌봄에 관한 문화기술학적 연구에서 김성혁(1995)은 가족들은 돌봄을 통하여 많은 어려움을 경험하게 되며, 이에 대한 긍정적 또는 부정적 대처행위를 하고 있다고 하였다. 긍정적 대처는 마음 다스림, 기분전환, 기원, 나눔, 자문요청 및 역할분담 등으로 구분되었으며, 이를 적절히 사용할 때 가족의 어려움은 곧 적응으로 이어진다고 하였다. 반면에 부정적 대처는 도피, 방황, 자학, 분노, 힐책, 신세타령, 조롱 및 고자질 등으로 구분되었는데, 이와 같은 부정적 대처는 적응으로 이어지지 못하고 회환됨으로써 어려움이 더욱 가중된다고 하였다.

한편, 치매노인과 가족의 대처를 돕기 위한 간호중재의 효과를 실험한 Quayhagen과 Quayhagen(1996)도 가족의 대처능력과 정서상태의 증진이 삶의 질에 영향을 미친다고 하였는데, 이처럼 많은 연구에서 효과적인 대처전략이 가족의 적응을 촉진하는 것으로 보고하고 있다.

둘째, 문화적 차이에 따른 대처의 특성을 분석한 연구들을 살펴보면 다음과 같다.

대처는 특성 지향적이라기보다는 과정 지향적이다. 과정으로서의 대처의 특성은 보편적으로 행하는 대처패턴이 아닌 특수한 맥락 내에서 실제로 생각하고 행하는 대처에 관심을 가지며, 스트레스가 전개됨에 따라 변화하는 대처과정에 초점을 두는 것에 있다. Shaw 등(1997)은 스트레스에 반응하는데 있어서 대처를 가동시키는 것에 적절한 반응을 요구하는 문화 구속적 특성이 주 영향을 미칠 수 있다고 하였다. 반면에 Lazarus와 Folkman(1984)은 공유하고 있는 문화적 반응방식 때문에 어떤 패턴이 다른 것보다 더 보편적일 수 있을지 모르지만, 지배적인 대처단계패턴이 있는지는 의심스럽다고 하였다.

대처의 문화적 차이를 확인한 연구들은 다음과 같다.

중국과 미국의 치매노인가족의 대처전략을 비교분석한 Shaw 등(1997)은 두 집단간에 사용된 대처전략은 비슷했으나, 대처요인과 그 결과인 심리적 고통간의 관계는 서로 상이하게 나타났다고 하였다. 이러한 공통적인 대처전략의 사용결과가 두 나라 사이의 가족의 안녕감에서 서로 다르게 나타난 것은 개인주의, 독립심, 그리고 단언적 행위의 특성을 갖는 서구에 비해 가족의 상호의존성, 노인공경 그리고 전통적인 가족역할의 수용 등의 특징을 갖는 동양에서 가족들이 훨씬 낮은 부담감을 느끼기 때문이라고 설명하고 있다.

인종과 문화에 따른 돌봄과 대처에 관한 메타분석을 실시한 Connel과 Gibson(1997)의 연구를 보면, 대처스타일이나 전문가에게 도움을 의뢰하는 측면에서는 흑인과 백인집단이 유사성을 보였다고 하였다. 그러나 주로 사용하는 대처전략에서는 차이가 나타났는데, 백인이 주로 사용하는 대처전략은 지지모임에 참석하기와 전문가의 도움받기인 것에 비해, 흑인들이 주로 사용하는 대처전략은 기도자 혹은 신념이나 종교에 의존하기(Wykle & Segall,, 1991; Wood & Parham, 1990), 성직자나 친구에게 치매환자에 대해 상의하기 등으로 나타났다(Cox, 1993; Wood & Parham, 1990).

여러 연구에서 흑인들이 백인보다 가족으로부터 비공식적인 지지를 더 많이 받고 있으며(Cox, 1993; Wood & Parham, 1990), 아울러 부수적인 지지를 더 많이 요구한다고 하였다(Cox, 1993; Hinrichsen & Ramirez, 1992). 그리고 백인들은 자식의 의무를 강조하는 흑인이나 히스패닉 인종에 비해 치매노인을 시설에 위탁하는 바램이 더 큰 것으로 나타났다(Hinrichsen & Ramirez, 1992; Morytz, Malloy, Bozich & Martz, 1987). Strong(1984)는 백인과 히스패닉간의 돌봄의 의미와 대처전략에 대한 연구에서 문화적 배경이 이 두 변수에 영향을 미친다고 하였는데, 히스패닉 인종의 대처전략으로 백인과 구별되는 것은 '수동적 인내'였으며, 통제를 사용하지 않거나 이 사실을 받아들이는 대상자들이 상황통제를 잘한다고 보고하는 응답자에 비해 더 높은 수동적 인내점수가 확인되었다고 하였다. 이는 상황을 변화시킬 수 없다고 믿기 때문에 상황을 수용하고 인내하는 것으로의 대처를 더욱 수용하는 것으로 나타났다.

한편, 대처의 문화적 특성을 분석한 국내연구를 분석해보면 다음과 같다.

한국과 미국의 노부모봉양의 차이에 대한 고찰에서 성규탁

(1995)은 부모부양의 의지나 동기로 애정/사랑, 보은/보답, 책임/의무가 두 집단간에 문화적 차이 없이 공통적이었던 것에 비해, 한국인에게는 '존경', '가족조화', 그리고 '희생'이 효행의 또 다른 동기로 나타났다. 이 세 요인은 미국인에게는 발견되지 않는 한국문화의 특성이었다고 밝히고 있다. 현상학적 연구방법을 통해 치매가족의 돌봄 경험을 확인한 김숙영과 이순희(1998)는 우리나라 치매노인 가족들은 돌봄 과정에서 수시로 감정의 기복을 경험하며 참고 기도하거나, 회피하기도 하고, 막연히 언젠가는 해방될 것이라는 희망을 가지기도 한다고 하였다. 그러나 시간이 지나면서 점차 자신의 일로 받아들이고, 환자를 있는 그대로 수용하면서 노인과 자신을 분리시켜 거리를 둘 수 있게 되고 안전대책을 세우는 등의 적극적인 대처방법을 갖는다고 하였다. 한편 우리나라 가족들은 치매노인을 돌보면서 비교적 소극적이고 내향적인 대처전략을 자주 사용하는 것으로 나타났는데(이은희, 1998), 스트레스를 해결하기 위하여 주로 가족이나 친지에게 호소하거나, 남성들인 경우에는 음주를 많이 하는 것으로 나타났다(이강오, 1999). 또한 문제가 크다고 생각되는 상황에서는 회피나 잔소리, 비난과 같은 정서적 표출을 하거나 인내와 순종 또는 체념을 통한 수동적 태도를 보인다고 하였다(김태현과 전길양, 1995).

이러한 결과는 어려움에 직면했을 때 외부로부터 적극적으로 도움을 구하기보다는 혼자서나 혹은 가족 내에서 스스로 해결하려는 성향이 강한 우리나라 사람들의 특성을 보여 주는 것으로 보인다.

이러한 선행연구결과들은 치매노인을 돌보는 가족들의 대처에 문화적 요인이 얼마나 영향을 미치고 있는지를 여실히 보여 주고 있다.

셋째, 치매노인을 돌보는 가족들이 주로 사용하는 대처전략에 관한 연구들을 살펴보면 다음과 같다.

돌봄 과정에 따라서 특징적으로 나타나는 대처전략을 분석한 Wilson(1989)은 돌봄 초기에는 독백이나 위안 찾기, 그리고 부담감 해소하기의 대처를 주로 사용하며, 진행기에는 환경변화나 필요로 되는 약품을 처방받기, 선택적 도움받기, 보호적인 통제, 그리고 종료기에는 통제포기와 시설위탁 등의 대처전략을 사용한다고 하였다. 이로써 치매노인을 돌보는 가족들은 돌봄 상황과 단계에 따라 다양한 대처전략을 다르게 사용하고 있음을 입증하였다.

그리고 치매노인을 돌보는 가족들이 많이 사용하고 있는 대처전략을 분석한 연구들을 살펴보면, 이들 가족들이 흔히 쓰는 대처전략은 내적인 것과 외적인 것으로 구분되고 있다. 내적인 대처로 Pratt 등(1985)은 자신의 문제해결 능력에 대해 확신을 갖는 것, 사건에 대한 재구성, 수동성을 제시하고 있으며, Levin 등(1983)은 적극적인 독백을, 그리고 Quayhagen과 Quayhagen(1988)은 존재론적 성장, 자기비난 및 환상 등을 제시하였다. 반면에, 외적인 대처로는 종교적 지지를 구하거나 다른 가족원으로부터 도움 청하기(Quayhagen & Quayhagen, 1988; Pratt 등, 1985), 상담의뢰(Levin 등, 1983) 등이 포함되었다.

성별에 따라서도 돌봄 과정에서 사용하는 대처전략이 달라지고 있는데, 치매에 걸린 부인을 돌보는 남편을 대상으로 심층면담을 통한 질적 연구를 실시한 Harris(1993)의 연구결과에서 남자들의 대처전략에는 통제, 정기적인 휴식간호, 문제해결적 접근, 외부활동 등이 포함되었다. 통제는 이들이 돌봄에 대해 갖는 역할에 의미를 부여하는 것이었는데, 이것이 무력감을 느끼는 힘든 상황에서 잘 대처해나가는 원동력이었다. 또한 이들은 휴식간호의 활용 즉, 가정간호, 주간보호, 단기보호 등을 이용하며 자신의 일상을 유지하면서 스트레스를 적게 받으며 부인을 돌보는 특징을 보였다. 이러한 연구결과는 남성인 경우 자신의 안녕에 영향을 받지 않는 범위 내에서 돌봄에 참여하며, 자신들의 역할에 대해 한계점을 설정하면서 접근할뿐더러, 그렇게 하는 것에 대한 죄의식을 갖지 않고, 다른 사람의 지지에 더욱 의존하는 특성을 가졌다고 보고한 Biegel 등(1981)의 결과와 일치하고 있다.

마지막으로 이렇게 다양하게 사용되는 가족의 대처노력과 안녕감과의 관계를 분석한 선행연구결과를 살펴보면 다음과 같다.

대처의 효과는 특정한 대처전략이 특정스트레스에 얼마나 잘 부합되었는지에 의해 달라진다(Rohde 등, 1990). 대처에 관한 연구결과에서 나타나는 대처의 중심적인 기능은 긴장감소와 평형의 재수립이며, 공통점은 고통을 일으키는 문제를 다스리거나 변화시키는 방향으로 지향된 대처와, 그 문제에 대한 정서반응을 조절하는 쪽으로 지향된 대처를 구분하고 있다는 점이다. 전자는 문제집중적 대처라고 하며, 후자는 정서 집중적 대처라고 한다(김정희 역, 1997).

여러 연구에서 치매노인을 돌보는 가족의 돌봄에 따른 부담감을 감소시키면서 안녕감을 증진시키는 전략과, 반대로 오히려 가족의 부담감을 가중시켜서 삶의 질을 저하시키는 전략들을 제시하고 있는데 이를 살펴보면 다음과 같다.

　돌봄의 부담감을 감소시키면서 삶의 만족도를 높이고 안녕감을 증진시키는 대처로 가장 많이 보고되고 있는 긍정적인 전략은 역할부담을 줄일 수 있는 실질적인 도움추구하기와 사회적 지지였다(Williamson & Schulz, 1993; Neundorfer, 1991; Quayhagen과 Quayhagen, 1988; Pratt 등, 1985). 그리고 돌봄 상황에 대해서 의미를 부여하거나 긍정적인 평가를 실시하는 인지적 재평가노력이 공통적으로 제시되고 있다(Wright, Lund, Caserta & Pratt, 1991; Neundorfer, 1991; Pratt 등, 1985). 이 외에도 자신감 갖기(Pratt 등, 1985), 종교에 의존하기(Neundorfer, 1991), 문제집중적 대처(Wright 등, 1991), 그리고 이완이나 수용하기(Williamson & Schulz, 1993) 등이 보고되었다.

　반면에 돌봄으로 인한 부담감을 증가시켜서 오히려 우울이나 불안감이 더욱 커지고, 삶의 질이 저하되는 대처도 있었는데, 이들은 주로 회피적 대처행동과 후퇴적 대처행동들이었다. 구체적으로 살펴보면 소망적 사고를 하거나(Williamson & Schulz, 1993; Neundorfer, 1991; Vitaliano, Russo, Carr, Maiuro & Becker, 1985), 환상이나 비난하기(Quayhagen & Quayhagen, 1988), 냉소적이거나 직접적인 행동취하기(Williamson & Schulz, 1993) 등이 보고되었다.

　Williamson과 Schulz(1993)의 연구에서는 특정 스트레스에 유용한 특정대처전략을 제시하였는데, 즉, 문제 중심적 대처는 기억장애가 있는 가족에게는 효과가 없었으며, 반면에 정서 중심적 대처는 의사소통장애와 사랑하는 가족의 황폐에 대한 스트레스에 효과가 있는 것으로 나타났다.

한편, 치매노인을 돌보는 가족의 대처와 안녕감에 대한 국내 연구에서 이은희(1998)는 외국의 경우와 마찬가지로 상황 재정의와 확대가족으로부터 지지를 요청하는 대처전략을 사용할수록 부담감이 감소한다고 하였다. 그리고 정현숙(1998)의 연구에서는 비난형, 적극적 관리형, 격려형의 대처전략의 사용결과 격려형의 치매관리전략을 사용할수록 우울감이 낮았고, 적극적 관리형의 대처전략을 사용하면 할수록 불안이 낮게 나타났다.

지금까지의 치매 돌봄과 관련된 대처연구를 종합해 보면, 소망적 사고, 정서적 환기, 회피 등의 정서 집중적 대처전략은 낮은 정서적 적응과 관련이 되며, 이와는 반대로 상황재정의, 수용, 긍정적인 것에 초점 두기 등과 같은 인지 집중적 대처는 더 높은 정서적 적응과 관련이 됨을 알 수 있다. 그런데 이처럼 많은 연구에서 치매와 관련된 문제를 해결하는데 있어서 문제집중적 대처가 더 높은 정서적 적응과 관련이 있음을 예측하고 있지만, 아직까지는 일관된 결론이 없는 실정이다. 즉, Haley 등(1987)은 문제집중적 대처가 긍정적인 효과가 있다고 한 반면에 Parks와 Pilisuk(1991)는 이와 상반되는 결과를 제시하였고, Borden과 Berlin(1990)은 이 두 변수 간에는 아무런 관련이 없다고 하였다. 이렇게 연구결과에서 일관성이 없는 이유는 기존의 대처측정도구가 일반적인 광범위한 스트레스 상황사건에 대한 반응을 측정하기 위하여 고안되어 치매에만 특별한 문제해결활동을 평가해주지 못하기 때문이다. 따라서 일차적으로 치매 돌봄에서 나타나는 대처과정을 심층면담을 통한 질적 연구를 실시하여 대처의 선행조건과 유형, 그리고 그 결과를 분석하여 실제 상황에서 이에 대한 실체이론을 개발하는 것은 의의가 있다고 하겠다.

3. 근거이론방법 (Grounded Theory) 의 이론적 배경

근거이론 방법은 일련의 연구과정을 통하여 체계적으로 수집되고 분석된 자료에 근거해서 이론을 개발해 나가는 질적 연구방법이다(Denzin & Lincoln, 1994; Glaser & Strauss, 1967). 근거이론방법의 목적은 연구하고자 하는 영역에서 보이는 행위의 다양성을 설명하고 해석할 수 있는 개념들을 발견하고 이들 개념간의 관계를 만들어 내는 것이다. 근거이론을 통하여 연구자는 대상자들의 주요 문제를 찾아내고 또한 이들이 지속적으로 문제를 해결해 나가는 기본적인 사회과정을 발견할 수 있다(Glaser, 1978).

근거이론의 의미는 말 그대로 실제자료에 근거한 것이기 때문에, 이러한 방법을 통해 만들어진 이론은 사고에만 의존해서 생성된 이론이나 혹은 경험에 근거한 일련의 개념을 조합함으로서 만들어 낸 이론이 아닌 실재를 그대로 반영하는 특성을 가지고 있다.

근거이론방법은 과학적이면서 동시에 예술적 특성을 가지고 있다. 즉, 연구과정에서 어느 정도의 엄격함을 유지하고 있고, 자료에서 분석의 기초를 둔다는 점에서는 과학적 특성을 가지고 있다. 반면에 범주를 명명하고, 질문을 제기하며, 비교를 하고, 조직화되지 않은 방대한 원자료를 가지고 혁신적이고 통합된 그리고 실재적인 틀을 추출한다는 점에서는 창의력을 필요로 하는 예술로서의 특성을 아울러 가지고 있다.

방법론으로서의 근거이론은 사회학자인 Glaser와 Strauss

(1967)에 의해 발전되었다. 스트라우스는 당시의 상징적 상호작용주의자와 실용주의자 즉, 파크(R. E. Park), 토마스(W. I. Thomas), 듀이(J. Dewey), 미드(G. H. Mead), 휴즈(E. Hughes), 그리고 블루머(H. Blumer) 등의 영향을 받음으로써 근거 이론의 철학적 배경의 형성에 공헌하였다. 한편 Glaser는 양적 연구방법의 창시자로 알려진 라자스휄드(P. Lazarsfeld)의 영향을 받았는데, 후에 질적 연구를 하면서 연구 과정을 통해 생겨난 가설들을 검증하기 위해 치밀하게 고안되고 분명하게 공식화할 수 있는 일련의 체계적 과정의 필요성을 인식하고 근거이론 방법론의 발달에 기여하였다. 이 방법론은 이들의 저서인 'The Discovery of Grounded Theory'가 발간됨으로써 여러 학문에서의 적용이 보편화되기 시작했다.

근거이론방법의 철학적 배경은 상징적 상호작용론의 관점에서 영향을 받았다. Blumer(1969)는 Mead(1934)의 이론을 사회연구 방법론에 적용시키고자 상징적 상호작용론을 더욱 더 발전시켰으며, 상징적 상호작용론의 세 가지 기본 가정을 제시하였다.

기본 가정은 첫째, 사람들은 사물의 의미에 기초하여 행동을 하며, 둘째, 사물이 갖고 있는 의미는 사회적 과정을 통해서 형성되고, 변형되고 유지되며, 셋째, 사람들은 해석 과정을 통해서 의미를 처리하고 변형한다는 것이다(박영신 역, 1990).

다시 말하면, 상징적 상호작용론의 접근방법은 인간사회란 사람들이 삶에 참여하는 것이라고 본다. 그러한 생활이란 참여자가 부딪치는 각양각색의 상황에서 행동노선을 발전시키고 있는 계속 진행되는 활동의 과정이다. 그들은 자신들이 전개하는 행동을 상호 조정해야 하는 거대한 상호작용의 과정에 휩싸여 있다. 이러한 상호작용과정은 남들에게 무엇을 하라고 지시를 내리고 또 남들에 의해 내려진 지시를 해석하는 것이다. 사람들은 대상의 세계 속에서 살고 있으며, 이러한 대상의 의미에 의해서 행동하고 방향을 정한다. 대상에는 자기 자신도 포함되며, 서로 상호작용하는 가운데 형성되고, 유지되며, 약화되고, 변형된다. 이러한 일반적인 과정은 사람들이 서로 다른 집단에 모이고, 서로 다른 조직에 소속되고, 서로 다른 지위를 접한다는 사실 때문에 필연적으로 분화된 성격을 지니고 있다. 따라서 그들은 서로 다르게 접근하며, 다른 세계에 살며, 다른 일련의 의미에 의해 스스로를 이끌어 가는 것이다. 그렇지만 다루고 있는 것이 한 개인이거나 가족, 혹은 집단에 관계없이 그 집합체의 활동을 지시와 해석의 과정을 통해 형성되는 것으로 보아야 한다는 것이 특징이다.

이러한 철학적 배경을 근간으로 하는 근거이론 방법론은 인간 행위의 상호작용의 본질을 파악하고 개념화하는 것에 주안점을 두고 있다(Chenitz & Swanson, 1986). 따라서 인간 행위의 상호작용을 이해하고 개념화하기 위해서 이해하고자 하는 인간 행위의 실제적 영역으로부터 자료를 수집하여 근거이론을 형성하는 것은 근거이론 방법론에서 가장 중요하게 고려되는 점이다. 요약하면 근거이론 방법론의 과정은 경험적 자료로부터 개념을 형성하고, 개념을 개발하여 개념들의 수정·통합을 통해 실제적 이론을 개발하는 것이다.

그러므로 인간 행동의 탐색을 위한 간호학적 연구 질문은 추상적인 이론에서 출발하여 경험적 세계를 입증하는 것보다는 경험적 세계를 바탕으로 하여 이론을 형성하는 귀납적 방법론의 적용으로 방법론적 가치의 유용성을 확보할 수 있다고 생각한다. 또한 이러한 근거이론방법은 치매노인을 돌보는 가족원의 경험 즉, 가족원과 치매노인, 그리고 이들을 둘러싸고 있는 다른 가족구성원이나 사회와의 관계에서 다각적으로 이루어지는 상호 작용으로서의 대처경험을 심도 있게 이해하고 분석할 수 있는 유용한 연구방법이라고 보인다.

Ⅲ. 연구방법

　본 연구는 재가 치매노인을 돌보는 가족원들이 돌봄 과정에서 어떻게 대처해 나가는가를 분석하기 위하여 근거이론방법을 이용하였다.

　여기서는 연구 참여자의 선정과 윤리적인 고려, 구체적인 자료 수집방법과 분석절차, 그리고 연구의 엄밀성 확립을 위한 전략을 제시하고자 한다.

1. 자료 수집

1) 연구 참여자의 선정과 윤리적 고려

　근거이론에서의 표본추출은 사람들 그 자체가 아니라 사건들을 표본 추출하는 것에 있다. 즉, 작용·상호작용의 측면에서 사람들이 행동하는 것 또는 행동하지 않는 것에 대해 자료를 모으는 것이다. 작용·상호작용을 일으키고 변화를 일으키는 상황들의 범위, 시간의 경과에 따라 상황이 어떤 변화를 하거나 그대로 지속하여 어떤 영향을 미치는가에 관한 것, 현실의 작용·상호작용의 결과 또는 실패한 작용·상호작용의 결과, 그리고 한번도 작용하지 않은 전략에 대해서 자료를 모으는 것이다. 이론적 표본추출을 이끄는 방법은 계속적인 비교이다(Strauss & Corbin, 1990).

　　본 연구의 표본추출을 위한 참여자를 선정하기 위하여 연구자
는 경기도 소재의 3개 보건소와 서울시의 2개 보건소에 등록되
어 있는 치매노인명단을 확보하였다. 이 명단에서 가족의 연락처
를 파악한 후에 전화를 걸어 연구의 목적과 방법을 설명하여 본
연구에 참여하기를 희망하는 대상자들을 선정하였다. 그리고 주
위에서 개별적으로 소개받은 치매노인을 돌보는 가족에게도 마찬
가지로 협조를 요청하여 승인을 받아서 참여자로 포함시켰다.

　　이 과정에서 연구의 타당도를 확립하기 위해서 폭넓게 연구 참
여자를 선정하였는데, 이에 대한 기준으로 가족원과 치매노인과
의 관계, 교육정도, 사회경제적 상태, 거주지, 치매노인의 상태
등이 다양하게 포함될 수 있도록 고려하였다. 따라서 치매노인을
주로 돌보는 가족원의 관계를 다양하게 보기 위하여 배우자, 며
느리, 딸 그리고 동생 등의 가족원을 연구 참여자로 포함시켰으
며, 교육정도로는 무학에서부터 대학졸업을 한 가족원까지, 사회
경제적으로 곤궁한 가족원뿐만 아니라 안정적인 가족원을, 거주
지로는 서울지역과 군 단위를 고려하였으며, 초기치매 증상을 보
이는 노인에서부터 이미 사망한 노인까지 포함될 수 있도록 목적
적 표집을 하였다.

　　한편, 본 연구에 참여하는 연구대상자들의 인권보호를 위한
고려를 하였다. 우선 참여자로 선정하기 전에 연구자의 신분을
소개한 후에 충분히 연구의 목적과 방법을 설명하였으며, 이에
자발적으로 동의하는 대상자들만을 연구에 포함하였다.

　　면담을 하기 위한 날짜와 시간도 참여자가 결정하도록 하여
편안하게 연구에 협조할 수 있도록 하였으며, 면담내용을 녹음
하기 위하여 녹음기를 사용한다는 사실을 알려주어 거부감을 갖

지 않도록 준비시켰다. 이 과정에서 녹음기 사용을 거부한 한 대상자는 자신의 가족에 대한 질문에서 답변하기를 꺼려했으며, 가족에 관한 면담내용이 연구에 활용되는 것을 찬성하지 않았으므로 최종 연구대상에서 제외시켰다. 그리고 면담과정에서 녹음한 내용은 연구이외의 목적으로는 절대로 사용하지 않으며, 개인의 비밀은 절대로 보장되며 익명성을 보장한다는 사실을 알려주었다.

면담에 협조한 참여자들에게는 소정의 면담비를 지급하였으며, 초기면담에서 면담비를 거부하는 대상자들은 후속 면담 시 정성껏 준비한 선물을 준비하여 연구에 참여해주는 것에 대한 고마움을 표시하였다.

그리고 면담일을 정하기 위하여 전화를 걸었을 때 치매노인의 근황을 확인한 후에 간호에 필요한 물품 등을 제공하였는데, 욕창간호에 필요한 물품 등을 구입하여 전달하였으며, 가족들이 원하는 경우에는 욕창간호도 직접 시범을 보여주었다.

그리고 연구자의 신분을 증명하기 위하여 명함을 전달하였으며, 치매노인의 간호에 필요시 연구자에게 접촉할 수 있도록 하였다.

2) 자료 수집절차

본 연구의 자료 수집은 2000년 2월부터 2001년 2월까지 개인 심층면담을 통하여 이루어졌다.

면담장소는 주로 치매노인이 있는 가정에서 이루어졌으며, 한 가족은 참여자의 요청에 의해서 조용한 카페에서 실시하였고,

다른 한 대상자는 치매노인의 상태가 좋지 않아서 병원에 임시 입원 중이였으므로 입원실에서 실시하였다.

본 연구를 위한 주요면담질문은 개방형 질문으로 "그동안 치매 노인을 돌보는 일에 어떻게 대처해 오셨는지 말씀해주세요"였다.

초기면담에서는 가정방문 시에 먼저 치매노인을 관찰한 후, 가족의 안부를 묻고 면담을 시작하였다.

면담은 연구 참여자의 인구학적 자료를 수집한 후에 일상적인 생활에 대해 질문을 하고, 일반적이고 구체적이지 않은 질문 (grand-tour question)으로 대화를 어느 정도 나누면서 참여자가 자신의 용어로 그동안의 경험을 편안하게 이야기해나가도록 이끌었다. 이후에 연구자가 준비한 반구조화 된 질문지를 가지고 면담을 실시하였다. 초기면담에서 미비하게 나타난 참여자의 경험이나, 명확하지 않아서 해석하는데 어려움이 있었던 초기면담내용은 전화면담이나 후속면담을 통해서 보충질문을 하였으며, 다른 참여자들과 비교해서 특별히 다르거나 나타나지 않은 점 등에 대해서 추가로 질문을 하여 더 이상 새로운 자료가 나오지 않을 때까지 지속하였다. 면담이 진행되는 동안에는 가능한 참여자가 자연스럽게 이야기를 할 수 있도록 중립적인 자세를 유지하는 반면, 프롬프트 (prompt)를 사용하면서 격려하였다(McCracken, 1988).

전체적인 표본추출은 각 범주의 이론적 포화(theoretical saturation)가 이루어질 때까지 계속 진행되었는데(Strauss & Corbin, 1990), 범주에 관하여 더 이상 새롭거나 관련 있는 자료가 나타나지 않을 때까지, 모든 패러다임 요소들이 변이와 과정을 따라 설명되는 한에 있어서 범주의 발전이 밀도 있게 짜여질 때까지, 그리고 범주간의 관계들이 명확해지고 그 근거가 타당하다고 생각될 때까지 지속하였다.

표본추출과정에서 참여자의 동의를 얻어 녹음한 면담내용은 1명의 연구보조원이 녹음테이프를 들으면서 참여자가 표현한 그대로를 필사하였으며, 이를 본 연구자가 자료의 누락이나 오기를 방지하기 위해 필사된 내용과 녹음테이프의 원자료를 비교, 검토하였다.

녹음테이프는 가능한 참여자가 녹음기에 의식하지 않도록 하기 위하여 120분용을 사용하였으며, 일부 참여자와의 면담에서 갑자기 녹음기가 작동이 안 되어 당황했던 이후에는 두 개의 녹음기를 이용하여 자료가 분실되는 일이 없도록 보완하였다.

이론적 민감성을 높이기 위하여 2차 자료를 활용하였는데, 자료 수집방법으로는 신문이나 잡지의 기사, 치매관련 서적, 치매가족회에서 운영하는 인터넷 사이트에서의 가족수기코너, 그리고 치매가족의 이야기를 그린 TV 프로그램('기억의 저편 '치매'-샘터마을 이야기-': 1999. 3. 1. 인천방송, '이것이 인생이다': 1999. 12. 9. KBS, '모녀': 2000. 9. 8. MBC, '부부클리닉-가시나무-': 2000. 12. 22. KBS 2) 등을 이용하였다. 그리고 연구 참여자가 아닌 치매가족이나 치매요양시설에서 근무하는 간호사 등과 비공식적인 대화를 나누면서 폭넓게 치매가족의 경험을 파악하였다. 이러한 2차 자료는 본 연구결과를 분석하는데 있어서 직접 인용하지는 않았으며, 연구자와 연구 참여자로부터 올 수 있는 편견을 최소화하고, 표본추출이 편중되게 일어나지 않도록 고려하는데 있어서 활용하였다.

2. 자료 분석

본 연구의 자료 수집과 분석은 2단계로 진행되었다. 먼저 1단계로 일차적인 자료 수집 및 분석이 14명의 참여자를 대상으로 이루어졌으며, 2단계에서는 1단계에서 도출된 자료 분석결과의 타당성을 검증하기 위하여 3명의 다른 참여자를 대상으로 하여 면담을 실시하였다.

자료의 분석은 Strauss와 Corbin(1998)이 제시하는 근거이론방법의 분석절차를 따라서 이루어졌다.

근거이론방법론에서는 수집된 자료를 분석하고 개념화시켜 새로운 방식으로 재조합하는 과정을 코딩(coding)이라고 하는데, 이는 자료로부터 이론이 정립되는 핵심과정이라고 할 수 있다. 코딩에는 개방코딩, 축코딩 그리고 선택코딩 등 세 가지 유형이 있다. 본 연구에서는 이러한 코딩의 세 단계를 거치면서 계속적인 비교분석을 하며 자료들을 분석하였다.

첫 번째 분석단계인 개방코딩은 면밀한 자료검토를 통해 현상에 이름을 붙이고 범주화시키는 분석 작업을 의미하는데, 이와 같은 초기분석단계가 없다면 다음에 오는 분석과 의견교환은 일어날 수 없다. 개방코딩을 하는 동안 자료들을 분해하고, 개별적인 요소로 분리하며, 면밀히 검토하여 유사점과 차이점을 비교하게 된다. 이러한 과정을 거치면서 개념을 추출하고 비슷한 개념끼리 통합하면서 하위범주와 상위범주들을 도출하였다.

본 연구에서 개방코딩에서 명명된 개념과 범주의 예를 들면 다음과 같다. 연구의 참여자들은 치매노인을 돌보면서 생기는 스트레스를 해결하기 위하여 다양한 대처노력을 하였다. 이 중에서 참여자 자신의 부정적인 감정을 발산하는 '화풀이하기'라는 개념을 도출하였다. 이러한 개념은 '때리기', '욕하기' 등의 유사한 개념들과 함께 '분노표출하기'라는 하위범주로 명명되었으며, 이 하위범주는 '씻어내기', '털어내기' 등의 하위범주와 통합되어 '정서적 환기'라는 상위범주로 최종적으로 도출되었다. '화풀이하기'의 사례와 범주개발과정을 제시하면 다음과 같다.

* 화풀이하기

누구하나 도와주는 사람 없고 죽을힘을 다해서 나는 나대로 하고 있는데, 어쩌니 저쩌니 하고 말을 하길래 시누이한테 목을 바가지로 하면서 화풀이했어요(B 참여자)

개념	하위범주	범주
화풀이하기, 때리기, 욕하기 > *분노표출하기*		
울기 > *씻어내기*		*정서적 환기하기*
푸념하기, 하소연하기 > *털어내기*		

축코딩은 범주의 속성과 차원에 의거해서 범주와 하위범주들을 연결시키는 작업이다. 축코딩을 하는 목적은 개방코딩동안 분해되었던 자료들을 재연합시키는 과정에서 비롯되는데, 현상을 좀더 정확하고 완벽하게 설명하기 위하여 범주와 하위범주들을 연결시키는 것이다. 축코딩에서 범주들을 연결하는 것은 매우 미묘하고 내재적인 과정이기 때문에 이들 자료들이 연결되도록 조직하고 분류할 수 있는 틀을 사용하는 것이 도움이 되는데 이를 패러다임모형이라고 한다. 이 모형의 기본적인 구성요소는

조건, 작용·상호작용, 그리고 결과이다.

조건은 '왜, 어디에서, 어떻게, 그리고 언제'에 대한 질문의 답을 모으는 개념적인 방법이다. 이것은 구조와 환경, 그리고 상황세트를 구성하게 되는데, 여기에 현상이 내재되어 있다. 조건은 그 특성에 따라 원인적 조건, 중재적 조건 그리고 맥락적 조건으로 구분된다. 원인적 조건은 현상에 포함된 문제, 이슈, 상황을 유발시키는 사건이나 어떤 발생세트를 의미하며, 이는 사람들이 특정방법으로 반응하는 이유와 방법을 설명한다. 중재적 조건은 현상에 대한 원인적 조건의 영향을 완화시키거나 변형시키는 요인을 뜻한다. 그리고 맥락적 조건은 어떤 현상에 속하는 특정한 속성을 의미하는 것으로, 차원의 범위에서 현상에 속하는 사건들의 위치이다.

현상은 '여기에서 무엇이 발생되고 있는가'에 대한 답으로, 사람들이 자신들이 처한 문제나 상황에 반응하면서 무엇을 말하고 행동하는지를 보여주는 작용·상호작용 또는 사건들의 반복되는 패턴을 의미한다.

작용·상호작용은 어떤 조건하에서 발생되는 이슈나 문제, 그리고 사건들에 대해 개인이나 집단이 만들어내는 전략 또는 통상반응을 의미한다.

결과는 '이러한 작용·상호작용의 결과로 무엇이 발생되었는가?'의 의미이다. 이 결과들은 항상 예측이 가능하거나 의도되어지는 것은 아니며, 작용·상호작용이 실패하는 경우도 있다. 이런 결과들을 추적하는 점은 근거이론에서 매우 중요하다.

본 연구에서도 개방코딩을 통해 도출된 범주들의 관련성을 패러다임모형을 이용하여 확인하였는데, 이 단계에서 범주별 속성과 차원을 고려하였다. 예를 들어 원인적 조건과 중재적 조건으

로 각각 제시된 '치매노인의 문제행동'과 '가족의 지지'라는 범주
의 속성과 차원을 살펴보면 다음과 같다.

범주	속성	차원
치매노인의 문제행동	<기간>	길다----------짧다
	<종류>	인지장애-------행동장애
	<의존도>	크다-----------작다
	<정도>	심하다---------경미하다
가족의지지	<종류>	유형----------무형
	<정도>	만족스럽다------불만족스럽다
	<출처>	직계가족-------비직계가족

  이상에서 설명한 범주들의 관계를 패러다임 모형의 세 가지
기본적인 구성요소로 분류하면 다음과 같다.

<u>패러다임 구성요인</u>   범주

  조건---------------치매노인의 문제행동, 가족의 지지, 전통
                    적 여성역할에 대한 고정관념, 경제적 상
                    태, 치매에 대한 가족의 인식, 치매노인과
                    의 관계, 가족원의 건강상태
  작용·상호작용--도움 찾기, 정서적 환기하기, 기분전환하
                    기, 신앙에 의지하기, 애정으로 대하기, 역
                    할조정하기, 문제행동관리하기, 상황 재정
                    의 하기, 소망하기, 투사하기, 마음 비우기
  결과--------------- 적응/부적응

선택코딩은 범주들을 정련하고 통합하는 과정이다. 통합의 첫 번째 단계는 핵심범주를 결정하는 것이다. 핵심범주는 연구의 주요주제를 나타내는데, 이 범주가 연구에서 도출된다고 할지라도 이것 역시 추상화시킨 것이다. 다시 말하면 핵심범주는 '이 연구는 바로 이것에 관한 것이다'라고 설명할 수 있도록 분석의 산물들을 추상적인 용어로 농축시켜 놓은 것이다. 핵심범주는 도출된 범주들의 목록에서 나타날 수도 있으나 그렇지 않은 경우에는 비록 각 범주들이 이야기의 부분적인 것을 나타내주고 완전하게 설명하지 못할지라도 연구자가 범주들을 검토하여 결정할 수 있다. 그러므로 또 다른 추상적인 용어나 구절이 필요로 된다.

Strauss와 Corbin(1998)은 핵심범주의 결정시 고려해야 할 몇 가지 기준을 제시하고 있다. 즉, 핵심범주는 가장 중심적이어서 다른 주요범주들이 이것에 연관될 수 있어야 하며, 자료에서 빈번하게 나타나야 한다고 하였다. 그리고 범주들을 연관시킴으로써 출현되는 설명은 논리적이고 일관성이 있어야 하며, 핵심범주를 서술하기 위하여 사용되는 용어는 충분히 추상적이어서 일반 이론으로 발전될 수 있어야 한다고 설명하였다.

이러한 선택코딩을 하는 과정에서 다른 범주들을 통합하는 핵심범주는 '도리의 굴레를 쓰고 헤쳐 나가기'로 결정되었다. 이 핵심범주는 모든 연구 참여자들에서 공통적으로 빈번하게 나타나는 것으로, 돌봄 궤적에서 가족으로서 노인봉양에 대한 도리와 의무를 다해야 하는 하나의 현상과 다른 한편으로는 돌봄으로 인하여 형언할 수 없는 신체적 정신적 고통을 감내해야 하는 돌봄의 이중적 현상을 가장 잘 나타내주고 있었다.

　전체분석을 하는 과정에서 자료에 대한 계속적인 비교분석을 실시하면서 자료의 유사점과 차이점을 확인하였으며, 한편으로는 자료 분석에 대한 추상적 사고를 용이하게 하기 위하여 도형과 메모를 이용하였다. 메모는 자료에 대한 추상적 사고의 기록된 형식이고, 도형은 이와 달리 개념과 개념사이의 관계의 시각적인 이미지를 대표하는 일종의 그림이다. 메모와 도형은 분석에 있어 결코 빠뜨려서는 안 될 중요한 요소로서, 연구의 시작부터 완성될 때까지 계속 이루어진다(Glaser, 1992; Strauss & Corbin, 1990). 따라서 본 연구에서도 매 번의 면담직후에 연구참여자에 대해서 연구자가 느끼고 관찰했던 내용들을 바로 메모로 적어놓았으며, 면담내용을 분석하면서 개별적 연구 참여자들의 특징적인 대처단계와 전략들을 도형으로 그려놓았다. 그리고 이러한 메모와 분석내용을 다른 연구 참여자들의 것과 비교하면서 차이점과 공통점을 분석한 후에 차이점이 있는 부분에 관한 것은 후속면담에서 재질문을 통해 확인하였다. 또한 일차면담에서의 면담내용을 녹음테이프로 반복해서 들으면서 면담과정에서 미흡했던 연구자의 질문태도나 내용들을 파악하여 메모로 남겨놓고, 이를 근거로 하여 후속면담에서는 그러한 문제점을 보완하도록 하였다. 이러한 메모와 도형은 분석과정에서 계속적으로 활용되었으며, 도형은 마지막 단계에서 대처과정의 최종적인 모형을 창출하는데 활용하였다.

3. 연구결과의 엄밀성 확립을 위한 고려

Glaser와 Strauss(1967)가 양적 연구를 평가하는 기준으로 질적 연구의 신뢰도와 타당도를 판정하는데 이의를 제기한 이후, 타학문의 연구자들과 간호학자들은 질적 연구의 평가기준을 여러 측면에서 다양하게 제시하였다(신경림, 1996).

이 중에서 Guba와 Lincoln(1981) 및 Sandelowski(1986) 등은 질적 연구의 평가기준인 엄밀성을 확보하기 위하여 네 가지 기준으로서 사실적 가치(내적 타당도; 신빙성), 적용성(외적 타당도; 적합성), 일관성(신뢰도; 감사성, 확실성), 그리고 중립성(객관성; 확증성)을 제시하고 있다.

본 연구를 진행하면서 엄밀성 확립을 위해 위의 네 가지 기준을 충족시키기 위한 노력을 기울었는데, 이를 구체적으로 살펴보면 다음과 같다.

사실적 가치평가(truth value)는 신빙성(credibility)으로 평가하는데, 이는 현상을 얼마나 생생하고 충실하게 서술하였고, 해석하였는가를 의미한다. 즉, 경험을 한 연구 참여자 또는 독자들로 하여금 경험에 대한 서술과 해석이 얼마나 자신의 경험으로 믿을 수 있는가를 측정하는 것이다.

본 연구에서는 신빙성 확보를 하기 위하여 연구자가 치매가족에 대하여 기존에 갖고 있는 편견과 고정관념을 '괄호처리(bracketing)'하면서, 자료 수집과정에서 연구 참여자들이 말하고 보여주는 그대로의 생생한 자료를 수집하려고 노력하였다. 이러한 편견을 최소화하는 방법으로 이론적 민감성을 높이기 위하여 치매가족과 관련된 서적, 신문기사 및 TV 프로그램들을 이차적 자료로 참고하였으며, 연구 참여자가 아닌 다른 치매가족과의 비공식적인 면담 및 치매노인요양시설 근무자와의 대화를 시도함으로써 치매노인을 돌보는 가족의 경험을 폭넓게 이해하려고 시도하였다.

이러한 노력은 특히 본 연구자의 가족 중에 치매노인이 있어서 실제적인 치매가족의 경험을 하였기 때문에 이로 인한 편중된 해석을 할 수 있는 위험이 있었으므로, 연구자의 개인적인 경험이나 사전지식을 가지고 유도질문을 하지 않으면서 참여자들이 진솔한 이야기를 할 수 있도록 하였다.

내적 타당도를 높이기 위한 방법으로(Sandelowski, 1986), 자료 수집을 위한 면담은 일회성으로 끝나지 않고 빈번한 전화접촉과 후속면담을 통해 참여자와 어느 정도 친숙한 관계가 형성되도록 하여 참여자가 마음 놓고 솔직한 자신의 이야기를 털어놓을 수 있도록 하였다. 면담은 대부분 참여자의 가정에서 이루어졌으므로 돌봄 상황과 치매노인의 상태를 정확하고 생생하게 관찰할 수 있었다. 따라서 참여자의 면담내용에만 의존하지 않고 연구자가 관찰한 부분을 포함하면서 면담을 진행하였다. 면담진행은 개방형 반구조적 질문지를 사용하여 폐쇄적이거나 짧은 답변을 피하려고 하였으며, 참여자의 답변이 풍부하지 않을 때는 대답을 강요하지 않고 후속면담을 약속하여 자연스럽게 자신의 경험을 털어놓을 수 있도록 하였다.

면담과정에서 연구자로 인한 반응이 영향을 미치지 않도록 하기 위하여(Chenitz & Swanson, 1986), 참여자가 자신의 경험을 이야기하는 동안 중립적인 자세를 유지하였으며 가능한 답변중간에 개입하지 않았다. 또한 면담중간에 발생하는 침묵을 참여자가 생각할 수 있는 시간으로 활용할 수 있도록 처리하였으며, 조급하게 다른 질문을 하거나 방해하려고 하지 않았다 (McCracken, 1988).

면담은 가능한 참여자가 혼자 있는 시간으로 선택하였으며, 집이 아닌 경우에는 조용한 장소를 선택하여 외부의 소음이나 방해가 없도록 하였다. 그리고 다른 가족구성원이나 방문객이 있게 되는 경우에는 심층면담은 피하고 후속면담을 약속하여 면담을 진행하여 제 3변수가 될 수 있는 다른 사람의 영향을 배제하였다.

모든 면담내용은 참여자의 승인하에 두 개의 녹음기를 이용하여 자료가 누락됨이 없이 녹음될 수 있도록 하였으며, 면담이 끝난 후 즉시 연구보조원을 활용하여 필사본을 작성하였다. 그리고 녹음내용을 연구자가 반복해서 들으면서 자료가 주는 생생함을 기억하고 유지하였으며, 필사본과 대조하면서 자료가 누락되거나 왜곡되는 부분이 있는가를 확인하였다.

면담내용에서 이해가 안 되는 부분이 있거나 혹은 모순되는 부분이 있을 때는 전화면담이나 후속면담을 통해서 자연스럽게 재질문을 하면서 확인해 나갔으며, 연구자가 임의로 의미를 부여하거나 유추해서 해석하려고 하지 않았다. 그리고 참여자의 면담이 끝난 직후 면담에서 관찰하거나 느꼈던 점 등을 바로 메모로 기록하여 자료 분석단계에서 참고하였다.

두 번째 평가기준인 적용성(applicability)은 적합성(fittingness)에 의하여 결정이 되는데, 이는 연구결과가 연구가 이루어진 상황 밖에서도 적합한지 그리고 독자들이 연구결과를 읽고 자신들의 고유한 경험에 비추어 보았을 때 의미가 있고 적용력이 있는지를 가지고 평가하게 된다. 본 연구에서는 적합성을 확립하기 위해서 연구 참여자가 치매노인을 돌보는 자연세팅(natural setting)에서 편안하게 면담을 실시하여, 참여자가 생소한 주위환경에서 오는 이질적 분위기에 영향을 받지 않으면서 주체적으로 자신의 이야기를 풀어갈 수 있도록 하였다. 그리고 선별된 참여자로부터 오는 편견(elite bias)을 방지하기 위하여(Sandelowski, 1986), 치매노인과의 관계, 사회경제적 상태, 그리고 교육정도가 다양한 배경을 가진 연구 참여자가 포함될 수 있는 이론적 표집을 하려고 노력하였다.

　자료 분석과정에서는 수집된 자료로부터 자연스럽게 범주가 도출되도록 하였다. 또한, 자료 분석에서 도출된 범주들을 가지고 연구 참여자에게로 되돌아가 핵심범주 등의 분석내용이 의미 있고 설득력이 있는지를 확인하였다. 또한 다른 질적 연구자와 국문학 전공자의 도움을 받음으로써 분석결과의 외적 타당도를 확립하고자 노력하였다.

　세 번째 기준인 일관성(consistency)은 감사가능성(auditability)을 가지고 평가한다. 이는 연구자에 의해 사용된 분명한 자취를 다른 연구자가 따라갈 수 있을 때 확립된다. 또한 다른 연구자도 연구자의 자료, 시각 및 상황에 따라 전혀 모순되지 않으며, 똑같거나 비슷한 결론에 도달할 수 있을 때 일관성이 높다고 할 수 있다. 이러한 평가기준은 양적 연구에서 측정하는 신뢰도와는 다른데, 이는 근거이론은 연구자의 분석기술, 창의력, 시간, 자원 등에 의하여 구축이 되기 때문이다. 따라서 근거이론에서는 오히려 '한 연구자가 같은 상황에 이론을 적용한다면 그 현상을 이해하고, 해석하며, 예측할 수 있을까?'를 질문함으로써 신뢰도를 확립할 수 있다 (Chenitz & Swanson, 1986).

　본 연구에서는 Sandelowski(1986)가 제시하는 전략을 가지고 감사가능성을 충족시키고자 하였다. 우선적으로 연구자는 치매가족이었던 개인적 배경 때문에 본 연구에 흥미를 갖게 되었고, 재가치매가족을 돌보는 가족들이 사용하는 대처전략을 이해함으로써 다른 많은 치매가족들의 적응을 촉진시키기 위한 간호 실무를 개발하고자 하였다. 연구 참여자들은 연구자와 개인적 관계가 없는 다양한 배경을 가진 대상자로 포함하였으며, 자료 수집은 개인 심층면담을 통해서 1년 동안 실시하였다. 이론적 표집으로부터 자료 분석까지의 절차는 Strauss와 Corbin(1990)이 제시하는 근거이론방법절차를 따랐다. 따라서 개념들을 추출하고 명명하는 개방코딩에서부터 핵심범주를 결정하고 하위범주들과의 관계를 연결하는 선택코딩의 분석과정을 명확하게 제시하였다. 그리고 개념들과 범주들의 경험적 자료가 되는 연구 참여자의 개인적 경험에 대한 내용은 가능한 한 참여자의 말을 그대로 인용하면서 부록으로 제시하였다. 따라서 다른 연구자가 비슷한 연구를 수행할 경우 본 연구의 진행자취(decision trail)를 따라가게 되면 큰 어려움이 없다고 생각한다.

　중립성(neutrality)은 연구과정과 결과에 있어서 모든 편견으로부터 해방을 의미하는 것으로 양적 연구에서는 객관성을 의미한다. 이러한 중립성의 범주로 질적 연구에서는 확증성(confirmability)을 평가하게 되는데, 이는 사실적 가치, 적용성, 감사가능성이 확립될 때에 획득된다. 그러므로 본 연구에서도 연구의 엄밀성 확립을 위한 세 가지 기준이 충족되었으므로 마지막 평가기준인 확증성도 획득되었다고 본다.

Ⅳ. 연구결과

1. 연구 참여자의 일반적 특성

연구 참여자는 17명으로 이들의 일반적 특성은 다음과 같다.

치매노인을 돌보는 가족원의 성별은 모두 여자로서 연령분포는 39～80세였으며, 이들의 평균연령은 60세였다. 그리고 치매노인과의 관계를 살펴보면 며느리가 8명으로 가장 많았고, 다음이 배우자 5명, 딸 3명, 동생 1명의 순이었다. 연구 참여자들의 가족 사항을 살펴보면, 며느리인 경우에는 8명 중 7명이 맏며느리였으며, 1명이 셋째 며느리였다. 그리고 이들의 대부분은 남편과 함께 살고 있었는데, 한 명의 며느리는 10년 전 남편이 사망하고 없는 상태에서 혼자서 치매노인을 돌보고 있었다. 가족원이 배우자인 경우에는 한 명을 제외하고는 모두 자식들을 독립시키고 치매노인과 단둘이서 생활하고 있었다. 그리고 딸인 경우에는 자신의 가족들과 함께 생활하면서 치매노인을 모시고 있었다.

가족원의 교육수준은 국졸 8명, 무학 4명, 대졸 2명, 고졸 2명, 그리고 중졸이 1명이었는데, 특히 배우자인 경우 교육수준이 매우 낮은 것으로 분석되었다. 그리고 이와는 대조적으로 딸인 경우에는 교육수준이 높은 것으로 분석되었다. 종교분포는 불교가 8명으로 가장 많았고 기독교가 5명, 가톨릭이 1명 그리고 무교가 3명이었다. 가족원들은 세 명을 제외하고 모두 직업을 갖고 있지 않았으며, 경제적 수준은 중～하의 분포를 보였는데, 특히 배우자인 경우 경제적 상태가 매우 낮은 것으로 나타났다.

연구 참여자들이 치매노인을 돌본 기간은 6개월에서 13년의 분포를 보였는데, 평균 돌봄 기간은 4년 4개월이었다.

한편, 치매노인의 성별은 여자가 12명, 남자가 5명이었으며, 연령분포는 70세~93세로 평균연령은 83세였다(표 1).

표 1. 연구 참여자의 일반적 특성

참여자	치매노인을 돌보는 가족원							치매노인의
	성별/나이	교육정도	경제상태	종교	직업	관계	돌봄기간	성별/나이
A	여/70	국졸	중	불교	무	맏며느리	4년	여/86
B	여/53	국졸	중	불교	무	맏며느리	7년	여/81
C	여/52	중졸	중	기독교	무	맏며느리	7년	여/86
D	여/62	국졸	중	불교	무	외며느리	2년	여/80
E	여/45	중졸	중	불교	상업	셋째며느리	2년	여/79
F	여/41	고졸	중	불교	상업	맏며느리	3년	여/70
G	여/58	국졸	중	불교	무	맏며느리	3년	여/81
H	여/57	국졸	중	가톨릭	무	맏며느리	7년	여/90
I	여/73	국졸	하	기독교	무	배우자	3년	남/84
J	여/71	국졸	하	불교	무	배우자	2년	남/82
K	여/70	무학	중	불교	무	배우자	3년	남/77
L	여/62	무학	하	무	무	배우자	6개월	남/71
M	여/76	무학	하	기독교	무	배우자	3년	남/86
N	여/54	대졸	중	무	무	막내딸	13년	여/85
O	여/56	대졸	중	기독교	무	맏딸	3년	여/86
P	여/39	고졸	중	무	무	막내딸	2년	여/82
Q	여/80	무학	하	기독교	무	동생	4년	여/98

2. 재가 치매노인을 돌보는 가족원의 대처과정에 관한 이론 구축

본 장에서는 재가 치매노인을 돌보는 가족원들의 대처과정에 관한 실체이론구축을 위해서 우선적으로 근거이론의 분석과정에서 패러다임 모형을 이용하여 도출된 주요 범주들을 분석하였다. 둘째로는 가족원들이 치매노인을 돌보면서 대처해 나가는 과정을 서술하고 이에 관한 통합적인 대처모형을 제시하였다. 그리고 마지막으로 대처과정의 중심현상을 조절하기 위한 가족원들의 작용·상호작용전략에 영향을 미치는 중재적 조건들을 분석하면서 특징적으로 나타나는 대처유형을 구분하였다.

1) 패러다임 모형을 이용한 범주의 분석

계속적인 비교분석을 통하여 17명의 참여자에서 나타난 자료를 가지고 개념과 하위범주, 그리고 상위범주를 도출하였다. 이들을 명명하는 과정에서 민감성을 높이기 위하여 기존의 참고문헌과 국어사전을 참고하였으며, 타당도를 확인하기 위하여 질적 연구자인 2명의 동료교수와 국문학 전공자의 확인작업을 받았다. 이에 따라 개념이 명명되었으며, 이를 근거로 하여 하위범주를 결정되었다.

Strauss와 Corbin이 제시하는 패러다임 모형의 기본적인 구성요소를 가지고 범주들을 구분하면 다음과 같다(그림 1). 이 모형의 기본적인 구성요소는 조건, 작용·상호작용, 그리고 결과이다.

조건은 구조 혹은 환경이나 상황세트를 구성하게 되는데, 여기에 현상이 내재되어 있다. 조건은 그 특성에 따라 인과적 조건, 중재적 조건 그리고 맥락적 조건으로 구분된다.

본 연구에서 재가 치매노인을 돌보는 가족원의 대처경험을 나타내는 중심현상이며, 핵심범주는 '도리의 굴레를 쓰고 헤쳐 나가기'였다. 이러한 중심현상에 영향을 미치는 조건에 포함되는 범주는 '치매노인의 문제행동', '가족의 지지', '경제적 상태', '치매에 대한 가족의 인식', '전통적 여성역할에 대한 고정관념', '치매노인과의 관계', '가족원의 건강상태' 등이 파악되었다.

그리고 도리의 굴레를 쓰고 헤쳐 나가기를 위한 작용·상호작용에는 '도움 찾기', '정서적 환기하기', '기분 전환하기', '신앙에 의지하기', '애정으로 대하기', '역할조정하기', '문제행동 관리하기', '상황 재정의 하기', '소망하기', '투사하기', '마음 비우기' 등 11개의 전략이 포함되었다.

마지막으로 이러한 작용·상호작용의 결과로는 '적응', '부적응' 등 두 가지 범주가 분석되었다. 패러다임 모형의 기본요인에 포함되는 각 범주들의 관계와, 이에 대한 구체적 설명과 사례들을 분석하면 다음과 같다.

(1) 인과적 조건

인과적 조건은 현상을 일으키거나 발전시키는 사건들로 구성된 원인을 의미하는데, 본 연구에서 치매노인에게서 나타나는 여러 가지 문제행동은 돌봄 과정에서 가족원이 작용·상호작용전략을 결정하는데 있어서 직접적인 영향을 미치는 원인적 조건이었다.

치매노인들은 일반적 치매 증상 즉, 지능, 학습과 기억, 문제해결 능력, 지남력, 지각능력, 주의집중과 집중력, 판단능력과 사회적 능력에 걸쳐 나타나는 광범위한 장애 및 성격의 변화를 보이고 있었다. 이 중에서도 본 연구의 참여자들이 특히 문제점으로 지적한 치매 증상으로는 '배회', '의심', '기억력 장애', '식탐', '환각', '의사소통 장애', '실금', '기이한 행동' 등이 포함되었다. 이 중 배회는 가족원들이 힘들어했던 치매노인의 문제행동 중의 하나였는데, E 참여자에게서 나타난 것처럼 치매노인이 고속도로에까지 올라가서 배회하는 경우도 있었으며, L 참여자의 경우에는 배회로 인해 결국에는 치매노인이 사망하게 되는 매우 심각한 것이었다.

맨날 누구네 집에 간다고 하면서 나가려고 해요. 한번은 고속도로에까지 올라가서 갖고 순찰차가 어디에 모셔다놨다고 연락이 왔어요. (E 참여자)

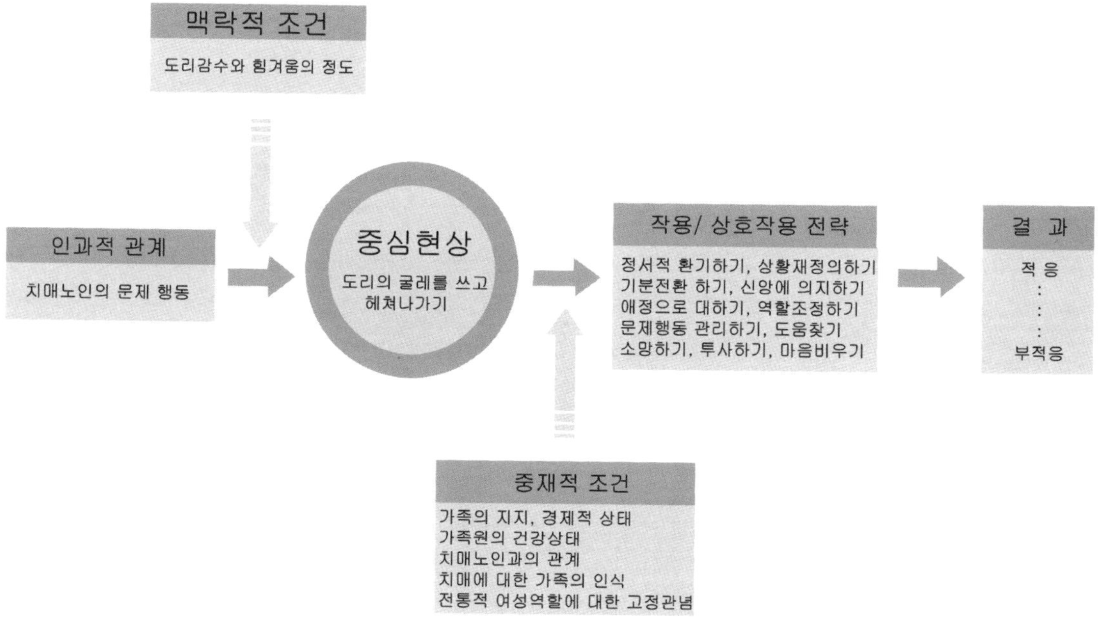

인과적 관계
치매노인의 문제 행동

맥락적 조건
돌라과수와 환자돌의 정도

중심현상
돌라의 굴레를 쓰고 헤쳐나가기

중재적 조건
가족의 지지, 경제적 상태
가족원의 건강상태
치매노인과의 관계
치매에 대한 가족의 인식
전통적 여성역할에 대한 고정관념

작용/상호작용 전략
정서적 추스리기, 상황재정의하기
기분전환하기, 신앙에 의지하기
애정으로 대하기, 역할 조정하기
문제행동 관리하기
소일하기, 투사하기, 도움찾기, 마음비우기

결 과
적응 ‥‥‥
부적응

그림 1. 패러다임 모형을 이용한 범주의 분석

의심과 망상의 증상을 보였던 치매노인의 가족원들은 형언할 수 없는 정신적 고통을 겪어야 했는데, 이러한 특징적 증상 때문에 치매를 인정하게 되는 계기가 되기도 하였다.

날보고 돈을 훔쳐갔다고 억지소리를 하고 분명히 장롱에 잘 두었는데 백만 원을 훔쳐갔다고 사람을 의심하면서 들들 볶아대는데 미치는 줄 알았어요. (H 참여자)

모든 가족원들에게서 가장 심각하고 힘든 치매노인의 문제는 실금으로 인해 파생되는 어려움이었다. 치매노인들은 자신이 대소변 조절을 하지 못하고 이에 대한 인식조차 할 수 없게 됨으로써, 배변 후에 손으로 만지거나 벽에 바르기도 하며 심지어는 이를 집어먹기까지 하는 전형적으로 기이한 행태를 보였다.

기저귀를 채워 놓으면 그걸 빼 가지고 그 안에 있는 똥도 먹고 기저귀 솜을 다 먹는 거예요. 그것도 모자라서 방바닥 장판까지 긁어 대서 다 입으로 가져가요. (B 참여자)

이에 따라 가족원들은 이를 처리해야 오는데서 오는 신체적 고통과 아울러 정신적인 고통을 감수해야만 하였다.

(2) 중심현상

상황을 유발하거나 조절하는 조건들에 내재되어 있는 현상은 일련의 작용·상호작용에 의해 다루어지고 조절되거나 집단에 관계되는 중심생각이나 사건을 의미한다.

본 연구에서 재가 치매노인을 돌보는 가족원들의 대처경험을 나타내는 중심현상은 '도리의 굴레를 쓰고 헤쳐 나가기'이며, 일련의 작용·상호작용 전략들이 모두 이러한 현상을 해결하기 위하여 전개되고 있는 것으로 분석되었다.

재가 치매노인을 돌보는 가족원과 치매노인과의 관계는 배우자, 며느리(특히 맏며느리), 딸 그리고 동생이었다. 이들은 공통적으로 자신들이 치매노인을 돌봐야 하는 이유가 가족으로서의 도리와 의무 때문이라고 인식하고 있었다. 이러한 도리에 대한 생각은 특히 배우자와 맏자식에게서 강하게 나타났다.

내 영감인데 내가 하는 게 도리죠. 내가 해야지 나 못한다고 남한테 어떻게 시켜요? 내가 하는 한 끝까지 해야지. 죽어도 같이 있고 살아도 같이 있어야지. (9 참여자)

그럼 모셔야지 어떻게 해요? 자손 된 도리로 모셔야지. (8 참여자)

따라서 이들 가족원들은 자신들이 이러한 도리를 다하지 못했을 때 심한 죄의식을 가지게 되며, 인간으로서의 기본윤리를 지키지 못하기 때문에 주위 사람들로부터 지탄을 받거나, 심지어는 벌을 받게 될 것이라고 생각하고 있었다.

이러한 신념은 구속적 당위성으로서 이들 가족원들에게 도리의 굴레를 쓰게 하는 원동력이 되었는데, 따라서 치매노인을 돌보면서 어떠한 어려움과 고통이 따른다고 하더라도 자신들이 처한 상황을 헤쳐 나가겠다는 굳건한 믿음을 가지고 돌봄에 대처해

나가고 있었다.

　한편으로 이들은 이러한 돌봄을 감수하는 원동력으로 평생을 함께 한 부부로서의 의리감과 부모은혜에 보답하기 위한 것으로 해석하기도 하였다. 가족원들은 이러한 가족의 도리라는 절대적인 명제를 가지고 종료의 끝이 안 보이는 불확실한 상황을 헤쳐 나가고 있었다.

　이러한 중심현상인 '도리의 굴레를 쓰고 헤쳐 나가기'의 속성으로 '도리감수'와 '힘겨움'의 두 가지가 파악되었다.

(3) 맥락적 조건

　맥락적 조건은 어떤 현상에 속하는 특정한 속성을 의미하는 것으로 차원의 범위에서 현상에 속하는 사건들의 위치를 뜻한다. 따라서 현상의 속성으로 제시된 '도리감수'와 '힘겨움'에 관하여 구체적으로 살펴보면 다음과 같다.

① 도리감수

　가족구성원인 노인에게서 치매 증상이 나타나게 되면 가족들은 이 변화를 서서히 인식하게 된다. 노인의 부적절한 말과 행동을 통해서 가족들은 문제해결의 심각성을 깨닫게 되고, 치매노인이 정상적인 생활을 지속할 수 없다는 판단을 하게 됨에 따라 이제까지의 상호관계가 아닌 특별한 방법으로 치매노인을 돌봐야 할 필요성을 갖게 된다. 따라서 함께 살지 않았던 가족의 경우에는 치매노인을 돌보기 위해서 동거결정을 내린다. 이러한 결정과정에는 돌봄의 책임을 맡는 가족원이 자발적으로 하기도 하며, 상황과 관계에 따라서 마지못해 하는 여러 양상을 보이게 된다.

이러한 '도리감수'는 가족원이 치매노인에 대해서 새로운 '돌봄의 필요성'을 갖거나 아니면 '문제행동에 대한 해결의 필요성을 인식'하는 경우에 이루어졌다. 한편으로는 치매노인의 가족이 갖는 '상황적 불가피성'에 의해서 이루어지는 경우도 있었다.

'돌봄의 필요성' 인식은 치매노인이 독립적으로 생활할 수 있는 능력이 감소되면서 비롯된다. 치매노인이 따로 혼자서 생활하였던 상황에서나 혹은 가족원과 함께 생활해왔던 경우에 지금까지의 상호작용이 아닌 다른 방법으로의 새로운 관계를 구축해나가야 한다. 즉, 상호 주고받는 동등한 관계에서 이제는 일방적으로 치매노인을 돌봐주어야 하는 새로운 역할양상으로 관계변화의 필요성을 인식하게 되는 것이다.

그동안은 엄마가 따로 살고 계셨는데 점점 혼자서 생활하는 게 힘든 것 같아서 집으로 모시고 있죠. (M 참여자)

'문제해결의 필요성'은 치매노인의 비정상적인 행위가 반복되고 그 정도가 더욱 심해지면서 가족원이 상황의 심각성을 깨닫고 문제해결의 필요성을 인식하는 것이다. 가족원은 치매노인이 더 이상 정상이 아니라 비정상적인 병적 상태임을 인정하게 되면서 자신의 역할이 변화되어야 함을 받아들이게 되고 이에 대한 접근을 시도한다.

다른 사람들을 의심하면서 일하다가 망치를 놔두면 자기를 죽이려고 망치를 꺼내 놨다 이러니까 이제 이게 정상이 아니구나 생각을 했죠. 그래서 정신과 의사하고 상담을 했어요. (8 참여자)

'상황적 불가피성'은 치매노인을 돌보아야 하는 가족원의 결정과정 중 하나 이다. 대부분은 배우자나 맏아들과 며느리가 돌봄 역할을 담당하게 된다. 그러나 가족의 특별한 상황에 의해서 아들이 아닌 딸이, 맏며느리가 아닌 다른 가족구성원이 돌봄에 대한 역할을 떠맡게 된다. 즉, 아들이 무능력하거나 국내에 없는 경우에는 딸이 자발적 혹은 비자발적으로 돌봄 역할을 하며, 며느리가 다수인 경우에는 가족들의 협의를 통해 누가 책임을 맡아서 돌볼지를 결정하기도 한다.

오빠 네는 능력이 없어서 어머니를 모실 수도 없고, 언니 네도 마찬가지예요. 그러니까 내가 막내여도 우리 집에는 엄마가 계실 수 있는 방이라도 있으니까 내가 모실 수밖에 없는 상황이었어요. (P 참여자)

② 힘겨움

도리의 굴레를 쓰고 헤쳐 나가기의 다른 속성으로 '힘겨움'이 있는데, 여기에는 하부속성으로 '역할의 과중함', '분노감', '좌절감', '두려움', '우울감' 등이 파악되었다. 이를 설명하면 다음과 같다.

첫째, '역할의 과중함'은 가족원이 치매노인을 돌봄으로 인해 얽매이고, 고달픔과 버거움을 경험하며, 그 결과 소진되는 상태를 의미하고 있다. 구체적으로 살펴보면, 가족원은 24시간 치매노인 곁에서 돌봄을 담당해야 하는데, 인지장애, 의사소통장애, 일상생활수행능력의 저하, 여러 가지 정신과적 증상 등의 문제행동으로 인하여 치매노인을 혼자서 둘 수 없는 상황이 된다. 이에 가족원은 마치 커다란 아이를 양육하듯이 밥 먹이는 것에서부터 배변문제에 까지 일일이 세심하게 돌봐주어야 한다. 이는 장시간에 걸쳐 지속되므로 가족원은 고달픔과 버거움을 경험하게 되고, 결국에는 신체적으로 정신적으로 소진되는 결과를 가지게 된다.

논에 갔다 오면 허둥지둥 씻기고는 그냥 둘이 이렇게 싸우는 거야. 새벽 5시부터 꿈지럭거리고 일하다가 점심 때 들어와서 밥해드리고 기저귀 갈고 하다보면 죽을 정도로 피곤해. (B 참여자)

이러한 돌봄으로 인한 얽매임의 상황은 가족원이 언제나 치매노인과 함께 있음을 필요로 하므로 일체의 사회적 활동을 제한할 수밖에 없다. 가족원들의 자유로운 시간의 박탈, 늘 긴장해야 하는 상황은 이들을 시간적으로 그리고 공간적으로 구속시키고, 아울러 사회적으로 고립되게 하는 결과를 초래한다.

마실도 못 가요. 마실가려면 집에서 일 저지를까봐 못 가고 그냥 지키고 맨날 이렇게 앉아 있는 거야. 앉아 있다 나가면 쫓아 나가서 지키고 있다가 들어오고. (J 참여자)

둘째, 가족원들은 치매노인을 돌보는 과정에서 '분노감'을 갖게 되는데, 계속되는 치매노인의 문제행동과 통제 불능의 상태에 대해서 싫증을 내기도 하며, 일방적으로 돌봄을 제공해야 하는 변화된 치매노인과의 관계에서 갈등과 미운 감정을 가지게 된다. 이에 따라 치매노인과 언쟁을 벌이기도 하고 혹은 욕을 하거나 소리치는 등의 분노를 표출하는 행동을 보이게 된다. 또한 이러한 분노는 다른 가족구성원간의 관계에도 부정적인 변화를 가져오게 하는 계기가 되기도 한다.

아유 말도 못해요 속에서 어느 때는 열불이 나고, 할아버지하고 내가 많이도 싸웠어요. 진짜로 그런 꼴 되면 아주 마음이 편하지가 않아요. 욕이 저절로 나오고. (K 참여자)

셋째, 치매노인을 돌보는 가족원들은 돌봄 과정에서 마음과 기운이 꺾이는 '좌절감'을 경험하게 된다. 이러한 좌절감의 속성 중의 하나로서 가족원들은 치매노인과 자신의 돌봄 역할에 대해서 지겨움과 고역스러움을 느끼게 된다. 즉, 치매노인의 납득할 수 없는 기이한 행동과 부적절한 언행의 반복은 치매노인에 대하여 지긋지긋하고 정나미가 떨어지는 듯한 감정을 가지게 하는 원인이 된다.

그리고 치매노인의 인지장애로 인한 여러 가지 증상으로 인해 정상적인 대화가 불가능해지는 등 관계변화가 악화되면서 가족원들은 마음이 불편하고 괴로워지며, 질식할 것 같은 속상함과 답답함을 경험한다. 또한 끝이 보이지 않는 암울한 상태의 연속은 가족원들로 하여금 허탈하고 맥 빠지는 무력감에 빠지게도 한다.

치매노인들은 가족과 가정에서만 문제행동을 보이는 것이 아니라 이웃이나 다른 모르는 사람들에게도 인지장애로 인한 많은 문제를 야기하게 되는데 이에 대해서 가족원을 포함한 가족들은 민망함과 때로는 수치심을 느끼기도 한다.

한편, 시간이 경과할수록 황폐해져 가는 치매노인을 지켜보아야 하는 것은 가족원의 또 다른 고통이다. 현재의 상태와 치매노인과의 과거의 관계 속에서 형성되었던 이미지를 회상하며 비교하는 것은 형언할 수 없는 아픔으로 다가온다.

> 뭐 훔쳐갔다고 내놓으라고 아우성을 치고 소리소리 지르면 아이고 그건 어떻게 막아볼 수가 없어요. (8 참여자)

> 밤새도록 문을 박박 긁어서 잠두 못 자. 그러고는 요강에다 똥을 누어 놓고 요강을 밤새도록 장단을 맞춰 이렇게 뚜다닥 뚜다닥. 아침에 밥 가지고 가보면 요강이 다 튀어가지고 방안이 차마 말로 표현할 수가 없을 지경이에요. (㉮ 참여자)

넷째, 가족원들은 돌봄으로 인하여 '두려움'을 갖게 되는데, 치매노인의 통제되지 않는 예측불허의 행동 때문에 항상 긴장하고 있으며 염려하게 된다. 그리고 마음이 편하지 않은 상태로 불안해하면서 일상생활을 영위하게 된다. 또한 치매노인의 난폭하고 과격한 행동과 돌봄으로 인한 스트레스 때문에 설명할 수 없는 두려움을 갖게 되며, 이로써 늘 조마조마하거나 사소한 일에도 깜짝 놀라기도 하며, 심계항진 등의 심인성 증상들이 나타나기도 한다.

> 처음에는 신장병이 와서 어머니를 보면 오들오들 떨리지. 어머니가 소리를 꽥 지르면 우르르르 떨려요. 신장이 떨리면 속이 막 떨리고 벌렁벌렁하고 소화도 안 되고 굴이 아파와요. (A 참여자)

마지막으로 힘겨움의 하위속성에는 '우울감'이 포함되는데, 가족원들은 돌봄에 대처해가면서 치매노인의 예후에 대해서 희망을 갖지 못하게 되면서 끝이 보이지 않는 고통의 미로에 갇혀있는 느낌을 갖게 된다. 이에 따라 늘 기분이 저조하며, 미래에 대해서 비관적인 생각을 갖게 되며, 급기야는 치매노인과 함께 현재의 상황으로부터 도피하기 위하여 자살하고 싶다는 충동을 느끼게 된다.

> 집에 농약이 있어요. 어느 때는 그걸 보면서 이것만 마시면 내가 편한데 하는 생각을 하지요. (M 참여자)

(4) 중재적 조건

중재적 조건은 현상에 속하는 보다 광범위한 구조적 전후관계로서 작용·상호작용 전략을 촉진하거나 억제하는 조건을 의미한다. 본 연구에서 중심현상인 '도리의 굴레를 쓰고 헤쳐 나가기'를 위한 작용·상호작용에 영향을 미치는 중재적 조건으로 분석된 범주에는 '치매노인과의 관계', '가족의 지지', '경제적 상태', '전통적 여성역할에 대한 고정관념', '치매에 대한 가족의 인식', '가족원의 건강상태' 등이 포함되었다. 이들 범주들을 사례와 함께 구체적으로 살펴보면 다음과 같다.

① 치매노인과의 관계

치매노인과 가족원의 관계는 돌봄 과정에서 이를 헤쳐 나가기 위한 작용·상호작용전략에 영향을 미치는 중재적 조건이었다. 본 연구에서 치매노인과 가족원의 관계에는 부부관계, 고부관계, 형제관계 그리고 모녀관계가 있었는데, 이들은 각각 친밀함의 정도에 따라서 다시 친밀하거나 소원한 관계로 구분할 수 있었다. 힘겨운 돌봄 과정에서도 치매노인에 대한 애정을 잃지 않는 경우는 대부분의 배우자와 딸들이었는데, 이는 발병 전 치매노인과 대상자들 간의 친밀한 관계 때문이었다.

반면에 가족원이 며느리인 경우에 치매노인과의 관계를 살펴보면, 친밀했던 고부관계였던 경우와 그렇지 않았던 경우에서 치매노인에 대한 돌봄 태도가 다르게 나타났다. 즉, 친밀했던 고부관계를 유지했던 가족원들은 그렇지 않은 가족원들에 비해서 치매노인에 대해서 연민을 나타내고 있었고 분노감을 나타내지 않았다.

　내가 속으로 배운 게 우리 어머니 참 무식하고 글씨도 모르셨지만 자식한테 많이 베푸시고 살아오셨거든요. 그래서인지 어머님이 똥을 싸도 진짜 속으로까지 밉지가 않아요. (F 참여자)

　그러나 발병 전 고부관계가 원만하지 못했던 가족원들은 고된 시집살이를 시켰던 치매 시어머니에 대해서 애증이 수시로 교차되는 양가감정을 가지고 있었다.

　생전 저렇게 젊을 줄 알고 나를 그렇게 심하게 들볶았을까 그런 생각도 들어요. 내가 시집살이 당한 생각하면 지금 저러고 계신 것이 한없이 밉죠. (G 참여자)

　한편, H 참여자의 경우에는 치매노인과 함께 살지 않다가 치매 발병 이후부터 모시면서 살게 되었는데, 치매노인과의 관계에서 다른 가족원들과는 상이한 냉담한 태도를 보였다. 이는 두 사람의 관계에서 다른 며느리들처럼 함께 생활하면서 미운 정 고운 정을 쌓아갈 기회를 갖지 못했기 때문으로 보인다.

　며느리는 정이 하나도 없는 거야. 며느리는 살이 섞였어 뭐가 섞였어? 그런데 하루 종일 미운 짓만 하니까 예뻐할 수가 없어요. (H 참여자)

② 가족의 지지

　가족의 지지는 치매노인의 수발을 맡은 가족원이 돌봄에 대처해 나가는데 있어서 영향을 미치는 핵심적인 중재적 조건이었는데, 이러한 가족의 지지를 결정하는 요인으로 가족의 결속도가 있었다.

　치매노인의 발생은 상황적 위기로서 가족붕괴를 초래할 정도로 가족기능의 평형에 충격을 주게 된다. 이때 기존에 형성되어 있는 가족간의 유대나 친밀도를 포함한 가족의 결속도는 이러한 위기에 지혜롭고 순조롭게 대처할 수 있는 조건이 되었다.

　결속정도가 높은 가족의 경우에는 치매노인을 돌보는 상황에서 가족원에 대한 이해정도가 높아서 그들을 격려하고 위로하며, 노고에 대해 인정을 하였으며, 필요한 경우 협력적인 관계를 구축하면서 역할분담을 효율적으로 하였다. 따라서 이러한 가족은 돌봄과정을 거치면서 오히려 갈등구조가 아닌 가족애를 더욱 느끼게 되고 가족이라는 울타리를 더욱 견고히 하는 유익함을 얻게 되었다. 그리고 치매노인을 돌보는 것으로 인한 가족원의 정신적·신체적 부담감이 감소되었다.

　우리 언니랑 나랑은 너무 사이클이 잘 맞는다고 그럴까? 너무 잘 맞아요. 원래가 사이가 좋아요. 이상할 정도로 내가 바쁜 일이 생겨서 엄마한테 못가잖아요? 내가 가긴 가야 하겠는데 어떻게 하나 언니가 좀 갔으면 좋겠다 이런 생각을 하고 있으면 '애 난 네가 바쁜 것 같아서 내가 갔다 왔어' 너무 내가 생각해도 이상할 정도로. 반대의 경우도 있어요.

그러면 또 우리 언니가 '어머 난 너한테 정말 고맙다' 이러고 항상 그런 식이예요. 그러니까 정말 고맙죠. (N 참여자)

반면에 가족의 결속정도가 낮은 경우에는 한 명의 가족원에게만 모든 돌봄에 대한 책임을 지우고 다른 가족 구성원들은 전혀 지원을 하지 않기 때문에, 가족원의 신체적·정신적 부담감은 더욱 가중되었다. 이에 따라 가족간의 반목과 갈등이 심화되면서 가족관계에 균열이 생기는 상황에까지 처하게 되었다.

특히 가족원이 며느리인 경우에는 시집식구들과의 관계, 이 중에서도 같은 여성인 시누이와의 갈등이 많은 것으로 분석되었는데, 시누이들은 딸로서의 입장과 며느리로서의 입장을 동시에 가지고 있어서 여성역할에 대한 이중적 가치관을 갖고 있었다.

일요일이라도 노는 날이니까 와서 지 엄마좀 씻기고 목욕좀 시켜드리면 얼마나 좋아요. 그런데 안 해요. 생전 전화도 안하고 일년에 추석에 한번 오고 정월에 한번 오는 거예요 그러면서 어쩌다 와서 누구더러 어머니를 잘 모셨네 못 모셨네 타박을 하고 그래요? 난 하느라고 했건만 내가 시누이한테 학질을 뗐어요. (B 참여자)

돌봄 과정에서 가족원이 원하는 지지유형은 정서적 지지, 물질적 지지, 그리고 도구적 지지 등 다양하게 나타났다. 가족원에 따라서 우선적으로 요구하는 지지가 달랐는데, 특히 가족원이 며느리인 경우에는 남편과 시집식구들로부터 받는 정서적 지지, 즉 돌봄의 노고에 대한 인정과 칭찬 등이 대처과정에서 큰 힘이 얻었다. 그리고 가족원이 배우자인 경우에는 경제능력이 저하되어 있는 상태이므로 물질적 지지를 우선적으로 필요로 하였고, 건강상태가 좋지 않은 가족원의 경우에는 도구적 지지를 우선적으로 원하는 양상을 보였다. 그리고 대부분의 가족원들은 다른 가족구성원들로부터 막연하고 형식적인 지지보다는 실질적인 도움을 받기를 희망하였는데, 예를 들면 물질적 지지를 통해서 가족원들은 정서적 위로를 삼기도 하였다.

가족원 유형에 따라서 가족으로부터의 지지출처가 다르게 나타났는데, 며느리인 경우 자신의 배우자와 시집식구들로부터 받는 지지가 돌봄에 적응해 나가는데 매우 중요한 역할을 하였다. 가족원이 배우자인 경우에는 자녀들로부터, 그리고 딸인 경우에는 친정형제들로부터의 지지가 대상자가 돌봄을 지탱해나갈 수 있는 커다란 버팀목이 되었다.

> 나 혼자서는 엄마 돌보는 일이 감당이 안 되니까 동생이
> 가정부 월급을 대주고 있어요. (O 참여자)

③ 경제적 상태

가족의 지지와 함께 가족원들이 돌봄 과정에서 잘 적응할 수 있도록 강력하게 영향을 미치는 조건 중의 하나가 바로 경제적 상태였다. 치매노인을 돌보는 것만으로도 힘겨운 상황에서 경제적 어려움까지 겹치게 되면 가족원은 설상가상의 상태에 처하게 된다.

특히 가족원이 배우자인 경우에는 이러한 경제적 문제가 심각

하였는데, 치매노인의 연령대가 다른 질환의 발생연령보다 평균
적으로 높으며, 이에 따라 이들을 돌보는 가족원의 연령대도 배
우자인 경우는 이미 경제적 능력을 상실한 연령대에 해당하였기
때문이었다. 이에 생계를 염려해야 하는 극한 상황에 처한 참여
자도 있었으며, 자식들의 경제적인 지원에 전적으로 의존하는
참여자들도 있었다. 이렇게 경제적인 어려움에다가 돌봄의 과제
가 합쳐지면서 삶의 고통이 몇 배나 가중되었다.

> 돈 버는 사람은 없고 나라에서 주는 국민연금하고 장애
> 자 보험금이 약간 나와요. 그러니까 사는 게 많이 아니죠.
> 그런데다가 할아버지까지 저 지경이 되니까…… (ℓ 참여
> 자)

한편, 어느 정도 경제적으로 안정적이었던 가족원의 경우에도
치매노인의 돌봄이 장기화되면서 돌봄 비용으로 인하여 경제적
어려움이 초래되기도 하였다. 특히 돌봄에 대한 신체적 부담감
을 줄이기 위하여 가정부나 간병인을 활용하는 가족원들에게는
이러한 돌봄 비용에 대한 부담감이 문제가 되었다. 이러한 경우
가족원들이 직접 돌봄에 대한 책임의 과중함에서 어느 정도 벗
어나 정신적인 여유를 가질 수 있으므로 그렇지 않은 가족원들
에 비해서 신체적, 정신적인 스트레스를 적게 받고 있었지만, 돌
봄이 장기화됨에 따라 끊임없이 돌봄 비용을 충당해야 하는 것
이 문제로 대두되었다.

우리 엄마 그렇게 된 이후로는 정말 식구들 양말하나 못 사다줬어요. 할 수가 없어요. 지금까지는 언니하고 나하고 알아서 했는데 엄마 병이 장기화되니까 경제적으로 빠듯해지는 거죠. 벌써 13년째나 간병인을 쓰고 있잖아요. (N 참여자)

④ 전통적 여성역할에 대한 고정관념

한국 사회에서 전통적으로 규범이 되어온 여성상은 강하고 희생적인 어머니이다. 이는 조선시대 유교적 규범에서 비롯되고 있는데, 본 연구에서 치매노인을 돌보는 가족원은 모두 여성이었다.

치매노인과의 관계가 배우자나 딸, 혹은 며느리이든 아직까지 한국 사회에서는 가족 구성원 중에 환자가 발생했을 경우 돌봄의 책임을 여성이 자연스럽게 맡게 된다.

이러한 전통적인 여성의 역할들을 수용하거나 거부하는 태도는 치매노인을 돌보는 과정에서의 작용·상호작용에 보이지 않게 영향을 미치는 중재적 조건이 되었다. 특히 가족원이 맏며느리인 경우에는 본인 스스로는 돌봄에 대한 책임을 갖고 싶지 않지만, 시부모 봉양에 대해 갖는 사회적 의무감에 대한 가치관이 뿌리 깊게 이들의 인식 속에 박혀 있어서, 이것이 가족 내에서 자의건 타의건 간에 돌봄을 책임지게 하는 커다란 이유가 되고 있었다.

H 참여자의 경우에는 남편이 10년 전에 사망하였고 시동생과 동서가 있음에도 불구하고, 치매노인을 돌보는 것이 자신의 책임

이라고 굳게 믿고 있었다. 이 참여자는 맏며느리로서 당연히 해야 하는 역할이라고 운명론적으로 수용하면서 수행하고 있었으며, 며느리 역할에 대한 주위의 시선을 의식하면서 살고 있었다.

> 남편이 죽고 없어도 내가 어머니를 모시고 있는 건 그러니까 맏이 된 도리지 뭐. 옛날부터 맏이가 모시라고 내려오는 것 때문에 그런 거지. 시동생한테 떠밀고 싶은 생각은 없어요. (H 참여자)

가족원이 배우자인 경우, 남편과의 관계에서 일생을 인고의 삶을 살았으며 부부관계에서 인격적으로 존중받지 못하고 살아왔음에도 불구하고, 일부종사에 대한 여성의 의무감이 뿌리 깊게 박혀 있었으며, 이러한 삶을 살아야 하는 것이 자식들에게도 모범이 되며, 또한 그 도리를 다하는 것이라고 굳게 믿고 그에 따라 살고 있었다. 이렇듯이 자식과 남편을 위해 헌신하고 자신은 무화하는 전통적 여성역할의 맹목적 수용은 가족원이 배우자인 경우에 매우 강하게 나타났다.

> 그냥 덮어놓고 부모가 맺어준 사람이니까 이렇게 살아라 해서 그냥 법으로 해서 사는 줄 알고 살았어요. 우리 시대가 그랬으니까 이 집에 시집와서 죽기로 하고 여기서 그냥 여태까지 산 거지 뭐. (J 참여자)

한편, 대가족의 구조 속에서 부모봉양이나 다른 가족 구성원과의 관계를 중시하는 전통적 며느리의 역할에서 벗어나서 부부관계나 자신의 삶에 중심을 두는 현대 여성들은 며느리 역할의 부당함을 주장하였다. 따라서 이들은 무조건 남편과 시부모에게 순종하는 모습이 아니라 자기 주장적이며, 노인 돌봄에서도 합리적인 역할분배가 필요하다고 생각하였다.

> 옛날부터 유교사상으로 효를 부르짖곤 했는데 난 그게 요즘 생각할 때 악법이라고 생각해요. 어떤 면에선 효 좋죠. 그건 당연히 해야 하는데 우리나라 사람들이 보면 부모를 모실 때 남자들이 하는 게 뭐가 있어요? 형식적인 것만 하는 거지 다 며느리가 하는 거예요. 전에는 내가 옛날에는 당연하다고 생각했는데 지금은 정말 잘못됐다고 생각해요.
> 만약에 내가 이렇게 상황이 되었는데 우리 남편이 내가 우리 엄마 돌보는 것 가지고 뭐냐고 하면 이혼해야지 그런 사람하고 어떻게 살 수 있겠어요? (N 참여자)

⑤ 치매에 대한 가족의 인식

치매에 대한 가족의 인식은 치매노인을 돌보는 대처전략에 영향을 미치는 중재적 조건이었다.

대부분의 가족원들은 치매에 대한 정확한 정보를 갖고 있지 않았으며, 또 정보를 수집해서 치료를 받아야 한다고 생각하지 않았다. 이는 가족원들이 치매를 특별한 질환이나 병적 상태로 인식하지 않고 단순히 나이가 듦에 따라 자연스럽게 발생하는 노화현상으로 인식하고 있었기 때문이었다. 이 과정에서 가족원들은 치매노인이 일생을 살아오면서 기억에 남을 정도의 충격적인 사건이나 억압되었던 일 혹은 치매노인의 비사교적이고 내성

적인 성격이 치매를 일으켰다고 귀인하고 있었다. 따라서 이러
한 정상적인 노화과정으로 나타나는 치매를 치료하기 위하여 의
학적 접근이 반드시 필요하다고 생각하지 않고 있었다.

> *처음에는 그냥 나이가 많아지면서 기력이 딸려져서 그러
> 신 걸로 생각했어요. 그래서 병원도 안 가봤지요. (B 참여
> 자)*

그리고 치매를 막연히 불치병으로 인식하기도 하였다. 가족원
과 가족들은 전문가의 의견이 아닌 주위의 일반사람들로부터 수
집한 정보를 가지고 치매는 현대의학으로 나을 수 없는 질환으
로 인식하고 있었다. 따라서 치매노인이 사망할 때까지 짊어지
고 가야 할 병이라고 알고 있으며 따라서 체계적으로 의학적 치
료를 추구하지 않았다. 이에 따라 일부 가족원들은 전문치료가
아닌 민간요법을 시행하기도 하였다.

> *치료해보려고 그랬더니 남들이 이 병은 나을 수가 없는
> 병인데 뭐 하러 돈을 쓰냐고 그래서 아예 시도도 안 해봤어
> 요. (M 참여자)*

한편, 치매에 대한 오명감(stigma)을 가지고 있는 가족원도 있
었다. 즉, 치매를 망령으로 받아들이거나 일종의 정신병으로 인
식하고 있어서 다른 노환처럼 자연스럽게 밝히지 못하고, 다른
사람에게 알리는 것에 수치심과 거부감을 느끼는 경우도 있었
다. 이러한 인식은 치매노인의 사회적 위치가 높았거나 가족원
의 사회경제적 상태가 높은 경우에 두드러지게 나타났다.

처음에는 남한테 엄마가 치매라는 사실을 알리고 싶지도 않았고, 여러 가지로 그 치매라는 게 좀 창피하기도 하고, 자존심도 상하고 그랬어요. (O 참여자)

⑥ 가족원의 건강상태

재가 치매노인을 돌보는 가족원의 건강상태도 작용·상호작용 전략을 촉진하거나 억제함으로써 가족원의 적응에 영향을 미치는 중재적 조건 중의 하나였다. 특히 가족원이 나이가 많은 경우에는 퇴행성관절염 등 만성퇴행성 질병을 갖고 있어서 자신의 건강문제도 해결하기 어려운 상태였다. 그런데 여기에다 의존도가 높은 치매노인을 24시간 혼자서 돌봐야 하는 일은 신체적으로 커다란 고통을 초래했으며, 결과적으로 정신적 고통으로까지 연결이 되었다.

J 참여자의 경우에는 허리가 완전히 굽어서 혼자서 일어날 수도 없는 상태였음에도 불구하고 치매노인을 돌봐야 했기 때문에, 신체적·정신적으로 형언할 수 없는 부담감을 가지고 있었다.

내가 허리가 이래서 기어 다니면서 물을 떠오고, 짐승처럼 네발로 기어 다니면서 엎드려서 할아버지를 닦아주고 할래면 눈물이 저절로 나와요. 걸을라면 이렇게 유모차에 의지해서 일어나 끌고 다니면서 왔다 갔다 해요.

L 참여자도 교통사고 후유증으로 편측마비와 시력장애가 있어서 본인도 환자입장인데, 치매노인을 혼자서 돌볼 수밖에 없

는 상황이었으므로, 다른 가족원들보다 훨씬 힘겨운 투쟁을 하면서 치매남편을 돌보고 있었다.

> 나도 사고가 나서 병신이 되었어요, 그래서 손발을 잘 못쓰고, 눈도 잘 안보이고, 기억도 잘 못하는데, 할아버지을 돌보려니까 너무너무 힘들어서 피를 토하고 죽고 싶을 때가 많았어요. 맨 날 돌아다니는데 쫓아다닐 수도 없고, 그러니까 나가건 말건 그냥 둘 수밖에 없어요. 그러더니 결국 집나가서 돌아가셨어요.

(5) 작용·상호작용전략

작용·상호작용(action/interaction)은 사람들이 직면하는 문제나 이슈, 그리고 상황을 조절해나가는 전략을 의미한다.

본 연구에서 나타난 작용·상호작용으로서의 대처전략으로는 '도움 찾기', '정서적 환기하기', '기분 전환하기', '신앙에 의지하기', '애정으로 대하기', '역할조정하기', '문제행동 관리하기', '상황 재정의 하기', '소망하기', '투사하기', '마음 비우기' 등 11개의 범주가 있었다.

이들 내용을 분석해보면 크게 세 가지 측면에서 가족원들의 대처가 이루어졌음을 알 수 있다. 역할의 과중함, 돌봄으로 인한 정신적 고통, 그리고 치매노인의 문제행동을 관리하기 위한 대처가 그것이다.

가족원들의 역할의 과중함을 덜기 위한 대처전략으로는 '역할 조정하기'가 있었는데, 이의 하위범주로는 역할분담과 역할위임이 포함되었다.

　가족원들은 치매노인을 직접 돌보면서 다른 가족구성원들과 역할을 분담하거나, 돌봄에 대처하기 위하여 가족들과 합치거나 분가하는 등의 돌봄 환경을 조정하거나, 혹은 가족이 아닌 간병인, 가정부, 도우미 등 다른 사람의 도움을 활용하는 대처를 하였다.

　이러한 역할조정하기의 대처는 가족원들의 적응에 지대한 영향을 미쳤는데, 역할을 조정함으로써 직접 돌봄의 부담이 감소되었고 이는 곧바로 정신적 고통을 줄이게 되는 계기가 되었다.

　한편, 가족원들은 치매노인의 문제행동에 반응하면서 돌봄의 정신적 고통을 경험하게 되는데, 그 예로서 분노감, 좌절감, 두려움, 그리고 우울 증상까지 보이게 된다. 본 연구에서는 이러한 정신적 고통을 해결하기 위한 대처로서 '정서적 환기하기', '기분 전환하기', '신앙에 의지하기', '상황 재정의 하기', '소망하기', '투사하기', '마음 비우기' 등의 전략이 나타났다.

　마지막으로 치매노인의 문제행동을 관리하기 위한 대처로서 '도움 찾기', '문제행동 관리하기', 그리고 '애정으로 대하기'가 있었다.

　이렇듯이 가족원들은 어느 특정 단일 대처에만 의존하는 것이 아니라, 다양한 대처전략을 혼용하고 통합적으로 구사하면서 치매노인의 돌봄에 적응해나가고 있었다. 본 연구에서 확인된 각 대처행위들을 구체적으로 살펴보면 다음과 같다.

① 도움 찾기

가족원들은 치매노인을 돌보면서 혼자 힘으로 해결할 수 없는 상황에 부닥치게 되는데, 이때 문제해결을 위한 정보를 수집하거나 남에게 도움을 요청하는 대처를 하였다.

O 참여자는 의사였던 친정어머니가 주사약을 세 번이나 반복해서 자신에게 투입하는 것을 발견한 후에 문제의 심각성을 깨닫고 전문가에게 도움을 청하였다.

아는 분이 소개를 해주어서 ₽대학 병원에 모시고가서 여러 가지 검사를 했어요. 그랬더니 진단이 치매로 나왔어요.

그리고 가족원들은 문제해결에 대한 무력감이나 좌절감 등을 경험할 때 주위에 있는 지인들이나, 가족들과 수시로 치매노인의 상태에 대해 의논을 하면서 도움을 요청하였다.

한편, 가족원들은 치매에 대한 준비가 전혀 되어있지 않으므로 가족 내에 치매환자가 발생하면, 그때부터 치매와 치매 돌봄에 관한 정보를 필요로 하였다.

이때, 치매를 단순히 노화과정으로 인식하는 경우에는 치매 자체에 대한 적극적인 정보수집이 이루어지지 않았지만, 치매를 병으로 인식하는 가족원들은 N 참여자처럼 치매질환에 대한 정보를 수집하였다.

도대체 치매가 어떤 병인가 궁금해서 책이나 의학서적 같은 거를 간단하게 상식적으로 나와 있는 내용을 찾아봤어요.

그리고 대부분의 가족원들은 치매노인을 돌보게 되면서부터 대중매체를 통하여 나오는 치매관련 프로그램에 관심을 갖게 되었다고 하였다. 따라서 전문적인 지식이 없는 상태에서 이러한 프로그램에서 획득한 정보에 의존해서 돌봄에 응용하는 경우가 많았다.

TV에서 치매 이야기가 나오면 꼭 보지요. 한번은 거기에서 꽃을 집에 많이 심으면 치매가 낫는다고 해서 그 다음날 화단에 꽃을 심어놓고 할아버지에게 보여주었어요. (9참여자)

한편, 돌봄 기간이 길어지거나, 치매노인의 증상이 심각해짐에 따라 가족원들은 돌봄에 대하여 힘겨움을 느끼게 되는데, 따라서 가정에서 치매노인을 돌보는 것에 한계를 느끼면서 시설에 대한 필요성을 갖는 참여자들도 있었는데, 이들은 요양원에 대한 정보를 수집하기도 하였다.

② 정서적 환기하기

'정서적 환기하기'는 마음속에 있는 부정적인 감정을 밖으로 내보내는 것을 의미한다. 가족원들은 치매노인을 돌보는 과정에서 치매노인의 증상이 그 정도를 더해 가면, 형언할 수 없는 심리적 압박감과 정신적 고통을 경험하게 된다. 그러나 치매노인을 돌봐야 하는 역할과 책임에서 벗어날 수가 없으므로, 이를 해결하기 위한 노력으로 분노를 표출하거나, 자신이 겪는 고통을 씻어 내거나, 혹은 털어내려고 하는 대처를 시도하였다.

분노를 표출하는 경우에는 **L**과 **M** 참여자처럼 치매노인에게 직접 욕을 하거나 구타하는 극한 상황이 있었으며, 대부분의 경우에는 치매노인에게 소리를 지르거나 퍼부어 대는 대처를 하였다.

> 그냥 참다가도 성질이 나면 어떻게 할 수가 없어요. 그러면 막 소리를 지르지. 그래야 속이 시원하니까. (D 참여자)

그리고 가족의 결속도가 낮아서 역할분담이나 노고에 대한 인정을 해주지 않는 상황에서는, 배우자, 시집식구들, 혹은 다른 가족 구성원들에게 화풀이를 하거나 싸우면서 분노표출을 하였다.

> 누구하나 도와주는 사람 없고 죽을힘을 다해서 나는 나대로 하고 있는데 어쩌니 저쩌니 하고 말을 하길래 시누이한테 목을 버거지로 하면서 화풀이했어요. (B 참여자)

이 외에도 가족원들은 마음속으로 혼자서 만족스럽지 않은 상황을 말하는 독백, 자신의 어려운 처지를 간곡히 말하는 하소연하기, 그리고 마음에 품은 불평을 함부로 퍼부어 표현하는 푸념하기 등의 대처를 통하여 돌봄의 스트레스를 털어내고자 하였다.

　속상하면 시동생한테 전화를 걸어 저희 엄마니까 갖다버려, 강에다 갖다 버리든지 어디다 갖다버리든지 맘대로 하라고 한바탕 푸념했어요. 가끔가다 막 내빼고 달달달 사람을 볶으면 어쩔 수가 없어요, 속상해서. (H 참여자)

　그리고 돌봄으로 인한 스트레스가 심화되면서 내적 고통이 극에 달하면 가족원들은 울기를 통해서 부정적인 감정들을 씻어내려고 노력하였다. 이러한 씻어내기의 대처는 돌봄으로 인한 스트레스를 해결할 수 있는 다른 대안이 없는 경우에 가족원들이 좌절하면서 특징적으로 보여주었다.

　나는 속상할 때 어디 가서 얘기 안하는 성격이에요. 왜나하면 남한테 속을 털어놓으면 결국은 돌아돌아 다시 내 귀에 들어오드라구요. 그러니까 속상하면 교회에 가서 실컷 우는 거예요. (E 참여자)

③ 기분 전환하기

　'기분 전환하기'는 정서적 환기와는 달리 좀더 긍정적이고 적극적으로 돌봄으로 인한 스트레스로부터 벗어나려는 대처로서, 부정적인 감정들을 긍정적인 에너지로 전환하려는 노력을 의미한다. 이러한 대처행위로 가족원들은 노래 부르기, 춤추기, 사람들과 어울리기, 산책하기, 운동하기, 그리고 명상하기 등을 실시하였다. 즉, 가족원들은 기분이 우울하거나 정신적으로 힘들 때는 음악을 들으면서 큰 소리로 따라 부르거나 율동을 하면서 돌봄으로 인해 위축되었던 기분을 좋게 하려고 노력하였다.

> 스트레스가 쌓이면 하다못해 뽕짝이라도 크게 틀어놓고 혼자서 막 소리 질러가면서 부르기도 하고. 난 노래는 못하지만 그래도 그래야지 좀 후련해져요. (F 참여자)

다른 사람들과 어울리면서 스트레스를 풀려고 하는 경우도 있었는데, 주로 마실이나 관광을 하면서 술도 마시고 여흥을 즐기면서 울적한 기분을 풀려고 노력하였다.

> 동네사람들하고 일년에 몇 번 관광 가서 스트레스 한번씩 풀고 오는 거야, 난. (B 참여자)

이 외에도 가벼운 산책이나 규칙적인 운동을 통해서 돌봄으로 인해 지친 심신을 달래기도 하였다.

> 가슴이 답답하고 그러면 밖으로 산책 나가요. 나가서 찬바람 쐬고 들어오면 한결 마음이 가벼워지죠. 그밖에 다른 방법은 없어요. (K 참여자)

혹은 성현의 말씀을 들으면서 명상하기와 같은 정적인 방법으로 울적하거나 고통스러운 기분을 가라앉히고 새로운 기분으로 전환하기도 하였는데, 이러한 대처를 한 후에 가족원들은 새로운 에너지를 충전하여 다시 돌봄을 지속할 수 있는 상태가 되었다.

> 명상의 말씀이라는 테이프가 있어요. 불교가 아니라 성현의 말씀인데 이걸 들으면 마음이 차분해지고, 여러 가지 반성도 하게 되고 그래요. (B 참여자)

④ 신앙에 의지하기

가족원들은 종교에 의지하면서 돌봄으로 인한 스트레스를 해소하였다. 특히, C와 M, Q 참여자는 어려운 상황에 직면할 때마다 신앙에 절대적으로 의지하는 양상을 보였다. M 참여자는 가족들의 지지도 전무할뿐더러 경제적 상태가 매우 열악한 상태에 처해 있었기 때문에, 다른 가족원들보다 정신적 고통이 더욱 극심하였다. 이에 따라 그녀는 늘 기도하거나, 속상할 때마다 찬송가를 부르거나, 또는 시간이 날 때마다 성경을 읽으면서 난국을 헤쳐 나가고자 노력하였다.

> 힘들면 마구 눈물이 나요. 그때는 찬송을 부르기도 하고, 열심히 하나님한테 기도를 합니다. 그러고 나면 훨씬 마음이 편안해져요. (M 참여자)

Q 참여자 역시 생활보호대상자인 치매언니를 돌보면서도 늘 긍정적으로 생각하고 어려운 상황을 감사한 마음으로 받아들이고 있었는데, 이 역시 신앙의 힘으로 대처하고 있었다. 이 참여

자는 하루도 거르지 않고 새벽기도를 다니기도 하였고 설교말씀
이나 다른 종교행위를 통해 마음의 위로를 받고 있었다.

 교회 가서 목사님 설교말씀 들으면 언니 때문에 어떤 때
는 허전하고 속이 빈 것 같고 그렇게 마음이 저기하다가도
위안이 되고 즐겁고 기뻐요. (E 참여자)

이 외에도 불교를 믿는 F 참여자의 경우에는 일상생활 속에서
수행하는 종교행위는 찾아 볼 수 없었지만, 절에서의 스님과의
대화와 설법을 통하여 힘들고 지친 마음을 조절하기도 하고 돌
봄에 필요한 새로운 힘을 얻기도 하였다.

 절에 가서 스님말씀을 듣고 오면 마음이 비워져요. 절에
가면 복을 얻어 온다기보다 짜증난 마음을 다스리고 짜증
내고 살아야 소용이 없음을 깨닫게 되요. 절에 갈 때는 힘
들다가도 내려올 때는 마음이 후련하고 모든 고통을 다 비
우고 오죠.

⑤ 애정으로 대하기

가족원들은 시간이 경과하면서 점차로 치매를 이해하게 되는
데, 이에 따라 정상적인 이전의 상호작용방식이나 초기에 실시
했던 갈등적 투쟁관계가 더 이상 효과가 없음을 깨닫게 된다.
즉, 치매노인들은 대부분 치매 증상을 보이면서 괴팍스러워지
고 고집이 세어지는 등 성격의 변화를 보이에 된다. 이에 치매
노인에게 맞대항하거나 어떤 행위를 강요하게 되면, 이를 무조

건적으로 거부하거나 가족원을 때리는 등 오히려 난폭한 행동을 보이게 된다. 따라서 가족원들은 치매노인을 마치 애기처럼 다루면서 부드럽게 대하고 비위를 맞추어가며 다루게 된다.

> 옷도 자기가 추키지를 못해요. 내가 쥐매 주어야 하고, 입혀 주어야하고, 양말도 신겨줘야 해요. 애기처럼, 애기 한가지더라구요. 어떤 땐 밥도 먹여주어야 하고. (J 참여자)

또한 자주 치매노인을 칭찬해주고 인정감을 느끼게 하여 기분을 좋게 유지시켜 주기도 하였다.

> 와 우리 엄마 예쁘다. 머리도 예쁘게 잘났네 하고 말해주면 '허튼 수작하고 있네' 그러면서도 조금 있으면 가라앉아요. (N 참여자)

한편, 치매 증상이 심해지면서 노인들은 의사소통능력에도 손상을 가져와 자신의 필요한 요구를 표현하지 못하게 되는데, 이에 가족원들은 치매노인의 여러 가지 요구를 파악하여 알아서 챙겨줌으로써 치매노인을 편안하게 해주었다.

> 알아서 챙기는 거지. 당신이 달란 말을 못하시니까. 의사표현을 못하시니까 알아서 음식 드리고, 밥 잡숫고 나면 물 드리고, 중간에 심심하실 테니까 간식 드리고. (N 참여자)

그리고 **A** 참여자의 경우에는 치매에 걸린 시어머니를 인생의 꽃이라는 의미를 부여하면서 돌봄의 역할을 긍정적으로 받아들이려고 하였는데, 이 참여자는 돌봄 과정에서 치매노인과의 신체적 접촉이 치매노인을 다루는데 효과적이라는 사실을 발견하면서 꾸준히 애정 있는 신체적 접촉을 시도하였다.

사람은 늙어서 만져 주는 걸 제일 좋닫 다고 해서 머리도 만져 주고, 등도 두들겨 주고, 손톱 깎아 드리면서 손도 만져 드리고 해요. (A 참여자)

한편, 치매노인들이 정상적인 생활을 유지할 수 없게 되면, 가족원들은 가족행사에서 치매노인을 제외시키기도 하였다. 그러나 일부 가족원들은 치매노인의 부적절한 행동에도 불구하고 중요한 가족의 행사에 포함시켜서 여전히 가족구성원임을 표현하며 노인에 대한 예우를 하고 있었다. 이러한 대처는 돌봄에 비교적 잘 적응하는 가족에게서 나타난 양상이며, 잘 적응하지 못하는 가족들은 치매노인을 가족의 대소사에서 격리시키거나 제외시키는 대조적인 대처양상을 보였다.

손주 결혼식에 모시고 갔어요. 우리 동서가 '형님, 어떻게 모시고가요? 하는걸, 아무렇게 나도 어깨에다 지고 가더라도 모시고 가야지 그랬어요. (A 참여자)

그리고 일부 가족원들은 치매노인의 정서적 건강을 유지시켜 주기 위하여 다양한 대처를 실시하였는데, 집에서 할 수 있는

소일거리를 만들어 주어서 시간을 보내도록 하여 부적절한 행동
을 하려는 기회를 갖지 않게 배려하기도 하였다.

> 할머니 손놀림하라고 그냥 마늘 까는 것 같다주고, 글씨
> 쓰라고 갖다 주고, 실타래 가지고 풀었다 감았다 하면서
> 어머니하고 나하고 시간 보내고. (E 참여자)

또한 무료해하는 치매노인을 위하여 외출 시에 치매노인을 대
동하거나 혹은 의도적으로 모시고 나가서 바깥세상을 접할 수
있도록 하였다.

> 내가 쇼핑하거나 은행일 보러갈 때 엄마를 모시고 다녔어
> 요. 은행에 가서 '엄마 여기 가만히 앉아 계셔요' 그러면
> 너무 좋아 하시더라구요. 그리고 차에 태워서 모시고 다니
> 니까 그럴 땐 고분고분하시고 너무 좋아하시니까…… (N 참
> 여자)

또한 화려한 색깔의 꽃이 치매에 좋다는 정보를 듣고, 치매노
인이 생활하는 공간에 꽃을 두어서 늘 긍정적인 자극을 제공하
고자 노력하였다.

> 어머니 건강에 좋으라고 거실에 있던 화분을 방에 들여
> 놓았어요. 좋고 싫은 건 아직 구분할 수 있으니까 꽃을 보
> 면 기분도 좋아질 것 같아서. (F 참여자)

⑥ 역할조정하기

 '역할조정하기'는 치매노인에 대한 돌봄에서 가족원이 담당하는 역할을 일부 분담하거나 가족이 아닌 다른 사람에게 위임하는 형태의 대처전략을 포함한다. 이는 돌봄에 대한 가족원의 적응을 촉진하는 중요한 대처전략이었는데, 가족원의 돌봄에 대한 실질적인 신체적 부담감을 감소시켜주어 궁극적으로는 정신적 고통까지도 감소시키는 유용한 대처였다.
 역할분담을 위해서 우선적으로 가족 구성원들이 서로 협력하게 되는데, 특히 목욕시키기 등과 같은 과중한 역할을 서로 번갈아 가며 실시하기도 하면서 가족원의 부담을 일부 덜어준다.
 그러나 이러한 역할분담은 가족원의 신체적 부담을 줄여 줄 뿐만 아니라 정신적으로도 돌봄을 지탱해 나갈 수 있는 커다란 지지가 되는 기초가 되었다.

 서울 사는 아이들이 나 힘들다고 자기네끼리 조를 짜서 주말에 한번씩 번갈아 가면서 내려와서 할머니 목욕시키고 손톱, 발톱 깎아드리고 가요. (H 참여자)

 한편으로 역할분담에서 돌봄 구성원을 재구성하는 대처도 있었는데, 이는 돌봄 과정에서 가족원과 다른 가족구성원간의 관계에서 새롭게 돌봄 환경을 조정하는 것이다. 즉, 함께 살고 있던 가족들을 분가시키거나 혹은 치매노인과 이를 돌보는 가족원이 따로 독립해 나와서 생활하기로 결정하는 대처도 실시하였다.

> 시집 온지 일년밖에 안된 손주며느리한테 맨 날 돈 훔쳐
> 갔다고 그러니까 우리 며느리가 나만 없으면 무섭대요. 그
> 래서 안 되겠다 싶어서 아들네을 분가을 시켰어요. 같이 사
> 는 동안에는 며느리가 할머니 돌보는 일을 도와주었는데 아
> 무래도 안되겠더라구요. (D 참여자)

가족원의 역할을 덜기 위한 대처로 가족들 간의 역할분담이
아닌 다른 사람들을 통한 역할위임을 하기도 하였다. 이는 어느
정도 경제적 여유가 있는 가족원들에서 나타나는 대처였다.

N과 O 참여자는 가족구성원이 아닌 다른 사람의 도움을 받음으
로써 다른 가족원들과는 달리 직접 돌봄으로 인한 고통을 덜 경험
하면서 쉽게 돌봄에 적응해나갈 수 있었다. 대부분의 가족원들은
가정에서 돌봄 역할만 담당하는 것이 아니라 가정살림을 도맡아
하기 때문에 역할과다로 인해 더욱 빨리 소진되게 되는데 이렇게
간병인이나 가정부 등의 인력을 활용함으로써 역할의 과중함에서
어느 정도 해방될 수 있게 된다.

> 아줌마가 처음에는 번갈아 가면서 해야 한다고 그래서 엄
> 마 집에 가서 돌아가며 잤는데, 나중에는 그것도 신경이 쓰
> 이나봐요. 이왕 자기가 하는 거니까 오지 말라고 그러더라
> 구요. 그때부터 우리가 반찬이고 뭐고 다 해다 주고 아줌마
> 는 엄마만 돌보기로 했어요. (N 참여자)

한편 Q 참여자와 같이 경제적으로는 매우 열악했지만 사회적
복지혜택의 하나인 가정도우미의 도움으로 역할을 위임하는 경
우에도 마찬가지로 돌봄에 잘 적응하고 있었다.

또한 치매노인을 위한 주간보호시설을 활용하여 일정시간 동안 치매노인을 맡김으로써, 가족원이 개인적인 시간의 자유를 얻기도 하며 돌봄의 고통으로부터 어느 정도 벗어날 수 있었다. 이러한 사례들을 볼 때, 가족원의 역할분담을 위한 사회적 공적 서비스의 필요성이 부각되었다.

> 구청에서 보내 준 도우미가 토요일과 일요일만 빼고 매일 와서 빨래해주고 가끔씩 목욕시켜주고 그래요. 목욕을 잘 안하려고 그래서 혼자서 시킬 수가 없어요. 낮에는 도우미가 오니까 내가 교회도 가고 볼일도 볼 수 있지요. (Q 참여자)

⑦ 문제행동 관리하기

가족원들은 치매노인의 문제행동을 관리하기 위하여 다양한 대처를 하였는데, 그 내용들은 치매노인에게 상황을 인식시키기, 치매노인과의 마찰 피하거나 통제하기, 안전한 환경을 제공하여 치매노인을 보호하려고 노력하기, 그리고 문제행동을 조절하기 위하여 투약하기 등이었다. 그리고 이 모든 대처가 효과가 없다고 인식하는 가족원들은 치매노인을 그대로 방치하는 대처를 하기도 하였다.

이러한 대처전략을 사례와 함께 관련지어 분석하면 다음과 같다. 가족원들은 치매노인에게서 이상한 변화가 나타났을 때 치매라는 사실을 인식하지 못하므로 치매노인을 정상인처럼 대하려고 한다. 따라서 부적절한 언행을 정상적이며 적절하게 하기 위하여 설명을 해주거나, 설득하거나 혹은 확인시켜줌으로써 상황을 정확하게 인식할 수 있도록 도와준다.

그러나 가족원들은 이러한 대처가 치매노인의 문제를 교정함에 있어서 일시적인 효과는 있지만 근본적인 효과는 없다는 사실을 깨닫게 된다.

> 자꾸 길에 나가 돌아다니면 자동차가 위험하니까 나가지 말고 방에 있어라 하고 설명을 하지요. 그럼 잠깐 동안은 말을 들어요. (J 참여자)

그러나 시간이 경과하면서 치매노인의 문제행동이 그 정도를 더해가거나 조절이 안 되면, 가족원들은 강제적으로 통제해야 할 필요성을 느끼게 된다. 예를 들면 치매 증상으로 나타나는 배회와 실종문제를 해결하기 위하여 치매노인의 방문과 집안 곳곳에 잠금장치를 설치하는 가족원들이 많았다. 또한 문제행동을 통제하기 위하여 억제대를 사용하는 경우도 있었다. 그러나 이러한 통제방법은 비인간적이라고 생각하는 가족간에 갈등의 불씨가 되기도 하였다.

> 안에서 문을 열게 하면 안 되니까 바깥에서 문을 잠갔어요. 집을 나가면 못 찾으니까 방송을 하고 난리버거지예요. 그러니까 뭐 어떡해요 어쩔 수 없이 가두게 된 거죠.
> 그리고 기저귀에 똥을 싸서 그걸 자꾸 집어먹고 하니까 할 수 없어서 손을 묶어 놓았어요. 이렇게 묶어 놓으면 가만히 드러누워 있고 앉아 계시고 뜯어벌려 놓질 않죠. (B 참여자)

치매노인들은 판단력이 저하되면서 위험에 대한 인식을 하지 못하여 화재의 원인이 되는 돌출행동을 하거나 칼이나 낫 등의 위험한 물건을 함부로 만지게 된다. 이에 가족원들은 이러한 문제를 해결하기 위하여 위험한 물건을 치우거나 시설변경 등 구조적 변화를 실시함으로써 치매노인에게 안전한 환경을 제공하려고 노력하였다.

밤에 자다보니까 신발 찾는다고 라이터 불을 키고 돌아다니드라구요. 그래 그 다음부터는 어디다 불 놓을까봐 겁나서 나갈려면 가스도 잠그고 라이터, 성냥 허다 감춰두고 단속을 해야 해요. 그전에도 플라스틱 통을 가스 불에 올려놔서 불이 날 뻔했던 적이 있었어요. (D 참여자)

그리고 가족원들은 돌봄 과정에서 치매노인과 많은 갈등을 갖게 되는데, 이때 갈등을 적극적으로 풀어보려고 하기보다는 갈등을 회피함으로써 그 상황을 해결하려고 하는 시도를 하였다. 따라서 치매노인이 난폭해지거나 공격적인 태도를 보일 때는 피하거나 반응하지 않음으로써 그리고 치매노인이 집착하는 화제를 다른 것으로 전환하기도 하면서 치매노인을 잠잠하게 가라앉히는 대처를 하였다.

말도 안 되는 억지소리를 하면 나는 그냥 못들은 척하고 있다가 화제를 자꾸 바꿔요. 이 얘기했다, 저 얘기했다 그러면서 중간에 먹을 걸 드리고 화제를 바꾸면 금방 잊어버리고 가라앉드라구요. (N 참여자)

적극적이고 합리적으로 치매노인의 문제행동을 조절하기 위하여 정신과 전문의로부터 약을 처방 받아 투약을 실시하는 참여자도 있었다. 이외에도 치매노인들에게서 흔하게 나타나는 변비와 불면증 등을 해결하기 위하여 약을 사용하는 가족원들이 많았다.

정신과에서 약을 지었는데 알약 넘어가는 게 싫으니까 먹질 않아요. 그래서 병원에 말을 다시 해서 약을 갈아서 먹였어요. 지금은 그래서 그렇게 나가려 들지를 않고 옷 벗는 것도 없어지고. (F 참여자)

.

한편, 혼자서 돌봄을 모두 감당해야 하는 상황에서 역할의 과중함을 느끼고 소진되어 치매노인에게 최소한의 돌봄만 제공하며 방치하는 가족원들도 있었다. 이 경우에는 최소한의 식사와 배변처리 등의 돌봄만 제공되며 치매노인에 대한 애정 어린 대처노력은 시도하지 않았다.

'그냥 포기하고 내버려두는 거예요. 치워봤자 금방 그러니까 기저귀도 하루에 딱 두 번 아니면 세 번만 갈아요. 하루 세끼 밥만 드리고' (B 참여자)

⑧ 상황 재정의 하기

'상황 재정의 하기'는 가족원들이 치매노인을 돌보면서 자신이 처한 상황을 되돌아보면서 인지적으로 재평가하려는 노력을 하는 것을 의미한다. 이러한 대처노력으로는 자기성찰, 합리화, 그리고 비교하기 등이 포함되었다.

자기성찰은 특별히 치매노인에 대해서 분노감을 가졌거나 이를 표출한 이후에 나타났는데, 가족원들은 자신의 도리를 충실하게 이행하지 못했다고 생각하는데서 오는 심리적 갈등과 죄의식 때문에 이를 후회하고 자신 스스로에 대해서 되돌아보는 반추과정을 가졌다. 이러한 반성을 통해서 가족원들은 후회와 함께 앞으로 좀더 잘해야 되겠다는 다짐과 결심을 하였다.

어머니 목욕시킬 때 힘드니까 짜증이 날 때가 있어요. 그러면 내가 이렇게 짜증내면서 하면 안 되지 하고 반성을 해요. 내가 화내면서 하면 암만 깨끗하게 씻겨줘도 우리 어머니가 나한테 고마울까? 하는 생각이 들어서…… (F 참여자)

한편, 돌봄의 고통 속에 있는 자신들의 상황을 긍정적으로 받아들이기 위한 여러 가지 인지적 노력을 하기도 하였다. A 참여자의 경우는 돌봄의 스트레스로 인하여 신체적 건강문제가 발생한 후에 의사로부터 건강이 좋지 않다는 평가를 받았다. 이 후에 자신이 처한 상황을 극복해야겠다는 결심을 새롭게 하게 되었다. 이에 치매노인을 '인생의 꽃'이라는 의미를 부여하게 되면서 치매 시어머니를 진심으로 받아들이게 되었고 이로써 마음의 평화를 가지게 되었다고 하였다. 이러한 인지적 노력으로는 의미부여하기와 긍정적으로 생각하기 등이 포함되었다.

노인네 저러는 걸 인생의 꽃으로 생각해요. 꽃은 누구나 다 좋아하잖아요. 그러니까 나이 들어서 저렇게 변하는걸 인생의 꽃이다 이렇게 생각하니까 한결 마음이 편해지는 거예요. (A 참여자)

또한 가족원들은 돌봄으로 인해서 신체적으로 정신적으로 지치고 고통스러울 때 자신보다 더욱 불행한 사람을 떠올리거나, 더 중증의 치매노인과 비교하면서 마음의 위로를 구하는 가족원들도 있었다.

힘들어서 어느 때는 울다가도 이 세상에는 나보다 불행한 사람도 많은데 이 고생쯤이야 아무 것도 아니다 라고 스스로 생각하곤 해요. 갖다 버려지는 노인네들도 많다던데 그에 비하면 나는 행복한 거죠. (I 참여자)

⑨ 소망하기

가족원들은 돌봄 과정에서 치매노인에 대하여 막연한 소원을 갖기도 하였는데, 치매노인의 상태가 호전되기를 염원하거나 혹은 더 이상 상태가 악화되지 않기를 기원하였다.

이러한 염원과 기원은 특정 종교나 신념에서 비롯되는 것은 아니며 막연한 대상을 향해서 자신의 요구사항을 비는 형태로 나타났다.

나는 종교는 없지만 할아버지 혼자 앉아서 밥이라도 자기 손으로 먹을 수 있게 하고, 몇 년 더 사시다가 돌아가시기를 밤마다 축원했어요. 달리 내가 할 수 있는 방법이 없으니까…… (ℓ 참여자)

⑩ 투사하기

'투사하기'는 대처과정에서 돌봄에 대한 협조와 지원을 받지 못하는 가족원들이 이로 인한 자신의 부정적인 감정을 다른 가족 구성원에게로 전가하는 대처전략이다. 이는 특히 가족원이 며느리인 경우에 두드러지게 나타났다.

이들 가족원들은 치매노인에 대한 돌봄의 정도가 만족스럽지 않다고 판단하면서도 기꺼이 자신을 헌신하지 않는 한편, 이에 대한 책임을 다른 가족구성원에게로 전가하면서 자신을 정당화하려는 대처를 하였다.

H 참여자의 경우에는 치매노인에게 전혀 친밀함을 느낄 수가 없으며 따라서 최소한의 도리만 한다고 생각하고 냉담하게 치매노인을 돌보고 있었는데, 이는 남편의 가족들이 전혀 도와주거나 역할분담을 하지 않기 때문이라고 투사하고 있었다.

'8형제나 되는 자식들이 너무 무관심하니까, 나도 되는 대로 한다 그런 생각이 자꾸 들어요. 자식들이 몰라라 하는데……' (8 참여자)

⑪ 마음 비우기

'마음 비우기'는 가족원들은 치매노인을 돌보면서 경험하는 힘겨움에서 벗어나기 위하여 여러 가지 적극적인 대처를 시도를 하기도 하지만, 한편으로는 스스로 마음을 조절하거나 내향적으로 마음을 비우면서 스트레스를 해결하려는 대처를 하는 것을 의미한다.

이러한 마음 비우기의 대처에는 체념하기와 마음 다스리기 등의 구체적 전략이 포함되었다. 즉, 가족원들은 치매노인의 문제행동과 돌봄에 대한 역할감수 등의 상황위기로부터 벗어나거나, 이를 변화시킬 수 없다는 판단을 하게 되면서 자신이 처한 상황을 할 수 없이 받아들이는 체념적 수용을 하였다. 이러한 체념을 위해서 가족원들은 예후에 대한 기대나 희망을 포기하거나, 스트레스가 되는 상황에 대하여 무감각해지거나, 혹은 그 상황으로부터 자신을 객관적으로 분리시키려는 대처를 하였다.

G 참여자의 경우에는 돌봄 과정에서 남편의 비협조적인 태도 때문에 심한 갈등이 생기고 때로는 언쟁을 하기도 하였지만, 전통적인 며느리의 역할을 강요하는 남편을 설득할 수 없음을 깨닫고 결국에는 포기해버리는 대처를 하였다. 이 참여자는 해결방법이 없는 갈등을 갖고 있으면서 고통스러워하기보다는 차라리 포기함으로써 마음의 평정을 유지하는 것이 더 낫겠다고 생각했기 때문이었다.

우리 남편은 도와주는 게 하나도 없어요. 절대 안 해요. 며느리가 있는데 자기가 왜 하네요. 그래서 싸우기도 많이 싸웠는데 이제는 기권했어요. 내가 손드는 게 낫겠더라구. 죽어도 못하겠다는 사람을 어떡하겠어요?

그리고 H 참여자는 남편이 10년 전에 사망하고 없는 상태였지만, 맏며느리이기 때문에 치매에 걸린 시어머니를 돌보는 고통을 벗어나기 위하여 치매노인과 자신의 삶을 감정적으로 분리시킴으로써 평정을 회복하는 대처를 하였다.

그냥 접어놓고 살면 마음이 편해요. 나 혼자 속으로 '신경 쓰지 말자, 신경 쓰면서 살면 뭐해? 어차피 사는 거' 그러고 마음을 자꾸 비우고 편하게 가지고 그러니까 스트레스니 뭐니 그런 거 모르고 살아요. (H 참여자)

또한 역할감수에 대한 자신의 책임과 구속적인 의무감을 짊어져야 하는 것을 어쩔 수 없는 팔자로 해석하거나, 아니면 불교의 윤회사상에 의해 영향을 받아 전생의 죗값으로 평가하는 인과응보적 사고를 하였다.

전생에 내가 허가 커서 허구한 날 죽을 때까지 이러나 하는 생각이 들어요. (B 참여자)

마지막으로, 가족원들은 치매노인을 돌보는 과정에서 분노가 생길 때는 이를 해결하기 위하여 마음을 가라앉히거나 스스로 삭히는 대처를 하였다.

권태증이 나고 속에서 볼떡증이 나오고 그래서요, 속병이 생겨갖구 얼음을 통으로 하나 갖다 놓고 날마다 깨물어 먹어요. 얼음을 두 세 개씩 입에 넣고 막 깨트려 먹으면 속에서 뜨거운 김이 가시는 것 같아요. (B 참여자)

(6) 결과

결과(Consequence)는 작용·상호작용을 한 결과를 의미한다. 본 연구에서는 다양한 대처전략을 사용한 결과로 '적응'과 '부적응'의 두 가지가 확인되었다.

작용·상호작용의 결과로 돌봄에 잘 적응하는 가족원들은 몇 가지 긍정적 성과를 얻기도 한다. 이들은 치매노인을 돌보는 여러 가지 간호기술에 익숙해지고 정신적으로도 안정을 찾는다. 그리하여 긍정적으로 치매노인을 수용하게 되면서 마음의 평정을 회복하였다. 그리고 치매노인에 대해서는 이전과 마찬가지로 애정이 지속되는데, 연민과 안타까움 그리고 의지적 존재로의 인식은 변화되지 않고 오래 동안 남아 있었다. 이 외에도 치매노인을 돌봄으로써 여러 가지 유익성을 얻게 된다. 치매노인을 돌보는 것은 가족애를 다시금 확인시키게 하고 가족이라는 울타리를 더욱 굳건히 하는 계기가 되었다. 그리고 가족원의 노고에 대해 가족구성원들이 인정해줌으로써, 가족원 스스로도 자신이 하는 역할이 사회적 기대감을 충족시켰다는데서 생기는 성취감을 갖게 되는 특성을 보였다.

이와는 반대로 돌봄에 대한 스트레스가 지속되는 경우에는 부적응의 여러 가지 반응들이 나타나게 된다. 우선 치매노인에 대한 측은함과 분노감이 평행선을 그으며 교차되는 양가감정이 특징적으로 나타났다. 그리고 돌봄으로 인해 생기는 스트레스로 인하여 여러 건강문제가 발생하였는데, 신체적으로 소진됨으로써 오는 건강문제와 심인성으로 인하여 건강문제가 유발되기도 하였다. 한편, 돌봄에 잘 적응하는 경우와는 대조적으로 가족구성원간에 지지가 부재하거나 매우 낮았는데, 이로 인하여 가족 간에 반목이 생기거나 갈등이 심화되는 결과를 초래하였다.

① 적응

다양한 대처전략을 활용하면서 가족원들은 치매노인의 돌봄에 신체적·정신적으로 적응해 나가는데, 이 과정에서 치매노인에 대한 애정이 지속되며 치매노인을 돌보는 역할에 익숙해진다. 그리고 기대되는 사회적 역할을 잘 해내고 있다는 점에서 성취감을 느끼며, 더 이상 정신적 스트레스 때문에 고통스러워하지 않고 평정을 회복하게 된다.

돌봄 과정에서 가족원들은 치매노인의 황폐해져 가는 모습에 대해 한없는 연민과 안타까움을 가지게 된다.

치매노인을 돌보는 가족원이 배우자인 경우에는 다른 가족원들과는 달리 아무리 치매노인이 의존적으로 바뀌어가고 여러 가지 문제행동을 보여도 여전히 살아있는 그 존재만으로도 마음에 의지가 된다고 하였다.

내가 80이 되가는데 그래도 서로 의지를 하지요. 밤에 잘 적엔 이렇게 손 만지면서 자요. 늙은이 정은 젊은이 보다 더해요. (M 참여자)

가족원들은 돌봄 상황을 헤쳐 나가면서 여러 가지 힘들고 고역스러운 역할을 수행하게 되는데, 점차 시간이 경과되면서 치매노인을 돌보는 일이 손에 익숙해진다. 즉, 치매노인의 변화를 미리 예측할 수 있어서 대처하기도 하며, 치매노인의 생활리듬에 맞추어 생활하기도 하였다. 그리고 심지어 실금 뒤처리와 같은 고역스러운 일조차도 점차로 쉽게 수행할 수 있게 되는데, 다시 말하면 치매노인을 돌보는 역할에 친숙해져 가는 것이다.

이렇게 몇 년 하니까 이제는 엄마 돌보는 일이 몸에 배었어요. 그러니까 특별히 스트레스가 될 것도 없고 서로 익숙하게 하는 거죠. 서로 알아서 자기 할 일 하고, 챙겨주고. (O 참여자)

또한 가족원들은 힘든 돌봄 과정을 거치면서, 스스로 어려운 난관을 잘 헤쳐 나가고 있다는 생각과 자신이 해야 할 도리와 책임 완수를 잘하고 있다는 생각에서 자부심을 갖게 된다.

나는 진짜 최대한으로 내가 할 수 있는데 까지는 하겠다는 거. 그건 확신해요. 남 보기에도 그렇고, 나 보기에도 노인네 저렇게 기저귀 차고 있는 것 싫거든 그래서 깔끔하게 할려고 자랑이 아니라 노력은 해요. (B 참여자)

그리고 돌봄의 노고에 대해서 다른 가족 구성원들로부터 인정과 존경을 받게 되면서 역할감수에 대해 만족스러워 하기도 한다.

> 올해는 우리 시동생들이 세배를 하겠다고 하고 내 손을 꼭 붙잡고 너무너무 고맙대. 형수가 없었으면 어떡할 뻔 했나구. (소 참여자)

돌봄을 통하여 새롭게 가족애를 느끼는 가족원들도 있었다. 돌봄에 서로 참여하면서 그동안 밖으로 서로에게 표현되지 않았던 가족간의 사랑을 확인하는 계기가 되었다. 또한 가족이라는 공동체의 소중함을 체험하기도 하였는데, 이는 돌봄을 통해서 얻는 커다란 유익함이었다.

> 엄마를 이렇게 집에서 모시니까 아이들한테 교육적인 것 같고, 힘들긴 해도 가족이라는 울타리가 더 느껴져요. 전에 모르고 지냈던 것들이 깨달아지고, 딸들이 할머니한테 잘하는걸 보면 내가 고맙고 그래요. (O 참여자)

가족원들은 점차로 더 이상의 갈등 없이 자신의 돌봄 역할을 수용하게 된다. 그리고 현재 있는 그대로의 모습으로 그리고 황폐해져 가는 치매노인의 변화 또한 받아들인다. 그리고 정신적으로 편안함을 유지하면서 돌봄에 임하게 된다. 모든 고통에서 벗어나 다시금 평정을 회복하는 것이다.

엄마 돌보는 일을 내 일이다고 받아들이면 괜찮은 것 같아요. 내가 응당히 해야 할 일을 하는 것이다 라고 생각하니까 마음이 편해요. 힘든 건 다 지났고 지금은 많이 편안해. 엄마가 저런 것도 인정할 수 있고…… (O 참여자)

많 애태우고 뭐 속상하다고 울고불고 그러면 뭐해요. 이제는 접어놓고 사니까 괜찮아. 지금은 편안해요. (H 참여자)

본 연구에서 돌봄에 긍정적으로 적응해나가는 가족원의 특성을 보면 다음과 같다.

첫째, 가족의 지지를 많이 받는 가족원은 돌봄에 잘 적응하였다.

둘째, 역할분담을 효율적으로 하는 가족원은 돌봄에 잘 적응하였다.

셋째, 경제적 어려움이 없는 가족원은 돌봄에 잘 적응하였다.

넷째, 건강문제가 없는 가족원은 돌봄에 잘 적응하였다.

다섯째, 상황을 긍정적으로 재정의 하거나 의미를 부여하는 인지적 노력을 하는 가족원은 돌봄에 잘 적응하였다.

여섯째, 치매노인과 친밀했던 관계를 가진 가족원은 돌봄에 잘 적응하였다.

일곱째, 문제행동의 심각성이 덜한 치매노인을 돌보는 가족원은 돌봄에 잘 적응하였다.

② 부적응

돌봄에 잘 적응해 나가는 가족원들과는 대조적으로 잘 적응하지 못하여 돌봄에 대한 신체적. 정신적 스트레스가 지속되는 가족원들이 있었다. 이렇게 돌봄에 대한 스트레스가 지속되는 것의 특성에는 치매노인에 대해서 양가감정이 병행하고, 스트레스로 인하여 신체적·정신적으로 가족원의 건강이 악화되었다. 그리고 가족원의 성격이 거칠어지면서 대인관계 등이 나빠지거나 하는 방어기전의 변화가 생기며, 돌봄에 협조하지 않는 가족간에 갈등이 심화되는 결과를 초래하기도 하였다.

이를 구체적으로 살펴보면, 양가감정이 지속되는 경우는 치매노인과 문제행동에 대해서 분노와 연민이 늘 함께 공존하고, 치매노인을 잘 돌봐 드려야겠다는 마음과 그렇지 않은 마음 등의 상반되는 감정이 평행선을 그으며 지속되었다.

어떤 날은 수틀리면 막 두들겨 패요. 속에서 불이 나면 빗자루 나무토막으로 너 죽고 나죽자 대들면 피하고 나가요. 그러다가도 불쌍해서 또 금방 찾아다녀요. (M 참여자)

또한 시간이 갈수록 치매노인에 대한 애정이 없어지고 냉담해지는 사례도 있었다.

목욕시키면 안하려고 막 욕을 해대요. 난 욕하는 사람 제일 싫어하거든, 성격이 그래갖고. 차마 입에 담지 못할 욕을 해대고 하니까 점점 더 정이 떨어져요. (E 참여자)

돌봄의 스트레스가 계속되는 경우에는 이로 인한 심인성 건강 문제가 발생하였는데, 흔하게 보이는 증상으로 두통, 심계항진, 소화불량 등이 있었다.

당뇨하고 신장하고 신장도 안 좋고 그래서 병원에서 약 타다 먹은 지가 10년도 넘었어요. 그런데 어머니 때문에 답답증이 생기고, 자꾸 신경을 쓰니까 숨이 확 막히고 그래요. 신경질 나서 하다가 숨이 막혀서 벌떡 드러누워 막 문질러대죠, 가라앉힐려고. 그리고 신경 쓰니까 눈도 침침해지고 그러더라구요. (D 참여자)

돌봄으로 인하여 가족원의 방어기전이 변화하기도 하는데, 스트레스로 인하여 성격이 공격적으로 변하고 매사에 신경질적인 반응을 보이게 된다. 이에 따라 대인관계가 악화되기도 한다.

점점 성질만 느는 거예요. 누가 뭐라고 그러면 싸울 궁리만 하고. 전에는 누가 뭐라고 해도 생전 입씨름하나 안 해보고 살았어요. (B 참여자)

돌봄의 과중한 역할에서 벗어나지 못함에 따라 가족원과 다른 가족들 간에 갈등이 심화되면서 사이가 나빠지기도 한다. 돌봄의 책임을 도맡아서 하는 가족원들은 돌봄에 참여하지 않는 가족들에 대해서 서운함과 섭섭함을 갖게 되고 원망을 하게 된다. 이에 따라 가족구성원간에 심한 언쟁을 벌이기도 하였다.

*부모가 편찮으시면 전화 같은 거라도 하면서 어머니 좀 어
떠시냐고 하면 되는데, 그걸 안 해요. 오죽하면 내가 손가락
어디 파견 보냈냐구 한다니까. 그래도 안 해요. (딸 참여자)*

2) 재가 치매노인을 돌보는 가족원의 대처과정

본 연구에서 분석된 재가 치매노인을 돌보는 가족원의 대처과
정은 *문제인식기, 돌봄 착수기, 분투기, 마음수습기, 부담조정기,
수용기* 등 여섯 과정으로 구분되었다.

이러한 대처과정은 시간의 경과에 따라 나타나는 일방적인 선
형적 관계가 아니라, 때로는 비점진적인 이동을 하기도 하였다.
즉, 이 과정은 처음 치매노인에게 비정상적인 행위가 관찰되면
서 가족원을 포함한 가족들이 이러한 변화를 인정하는 '문제인
식기'로부터 시작하여, 가족 중에서 치매노인을 도맡아 수발할
가족원을 결정하고 본격적으로 돌봄을 시작하는 '돌봄 착수기',
그리고 시간의 경과와 함께 치매노인의 문제행동의 빈도와 강도
가 심해지면서 치매와의 한바탕 전쟁을 치르는 '분투기'를 거치
게 된다. 또한 돌봄으로 인하여 겪게 되는 정신적 고통을 해결
하기 위한 '마음수습기', 돌봄의 책임을 전적으로 맡은 가족원의
역할의 과중함을 줄이기 위한 '부담조정기', 그리고 마지막으로
치매노인을 돌보는 역할을 끌어안는 '수용기'까지의 단계를 보
여주고 있다. 이러한 대처과정에서 문제인식기와 돌봄 착수기에
서는 전체 가족들이 함께 반응하면서 대처를 시도하게 되고, 아
울러 누가 책임을 맡아서 치매노인을 돌볼지를 결정하게 된다.
따라서 이 두 단계는 치매노인과 가족원의 단순한 이인관계가

아니라, 가족원을 포함한 전체 가족이 함께 반응하는 대처과정
이라고 할 수 있다. 그러나 분투기에서부터는 치매노인과의 관
계에서 가족원의 역할이 두드러지게 된다.

지금까지 제시된 재가 치매노인을 돌보는 가족원의 대처과정
에서 중심현상과 각 대처단계와 대처전략을 종합적으로 도식화
하면 다음 (그림 2)와 같다. 이 모형에서 각 원은 특징적인 대처
단계를 나타내고 있으며, 위 부분에는 단계를 표시하였고, 아래
부분에는 각 대처단계에서 사용되는 특징적인 대처전략을 제시
하였다. 각 원간의 관계는 대처단계의 순환하는 방향을 나타내
고 있는데, 이는 시간의 경과에 따라 진행하는 점진적이고 선형
적인 흐름이 아니라, 가족원의 여러 가지 상황적 특성에 따라
앞뒤로 움직이는 역동적이고 비점진적인 진행을 보여주고 있다.
또한 모든 가족원들이 이 모형에서 제시하고 있는 여섯 단계를
일관되게 거치는 것이 아니라 가족원들의 여러 가지 상황적 특
성에 따라서 대처단계가 달라지 게 되는데, 이를 각 원의 연결
선으로 다르게 표시하였다. 구체적으로 살펴보면, 세 번째 단계
인 분투기를 거치면서 일부 가족원들은 역할조정하기 등의 대처
를 하면서 부담조정기로 진행하기도 하며, 반면에 이러한 대처
가 가능하지 않은 가족원들은 마음 수습기에서 부담조정기를 거
치지 않고 직접 수용기로 진행하기도 한다. 한편, 이러한 대처과
정은 비점진적인 특성을 가지고 있어서 수용기로 진행되었다가
가족원의 여러 가지 상황적 특성으로 인하여 다시 역방향으로
진행하여 마음수습기나 분투기의 단계로 이동하기도 한다. 그리
고 각 대처단계를 관통하는 화살표의 모형은 힘겨움 속에서도
도리를 감수하면서 역경과 위기를 헤쳐 나가는 본 연구의 중심

현상을 상징적으로 나타내고 있다. 대처과정의 결과로는 적응-부적응의 연속선상에서 계속적인 이동을 하는 것을 타원형 내에서 점선으로 표시하였다. 모형의 아래 부분에 있는 사각형 안에는 재가 치매노인을 돌보는 가족원의 대처과정에서 영향을 미치고 있는 중재적 조건들을 제시하였다.

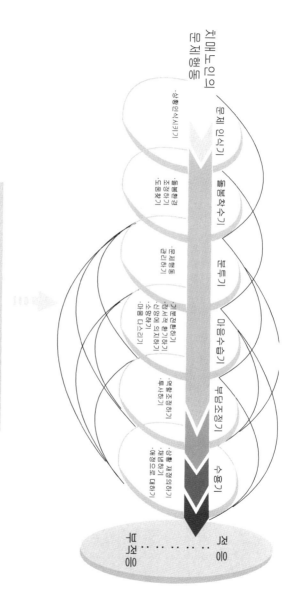

치매노인의
문제행동

문제 인식기

행동 착수기

· 상황인식시키기

분투기

· 문제행동
조정하기
· 도움찾기

마음 추스리기

· 문제행동
관리하기

· 기본전념하기
· 정서적 환기하기
· 신앙에 의지하기
· 순응하기
· 마음 다스리기

부담 조정기

· 역할조정하기
· 투사하기

수용기

· 상황 재정의하기
· 체념하기
· 애정으로 대하기

부 적 응 . . . . 적 응

그림 2. 재가 치매노인을 돌보는 가족원의 대처과정

가족의 지지, 경제적 상태, 치매노인과의 관계, 가족원의 건강상태,
치매에 대한 가족의 인식, 전통적 여성역할에 대한 고정관념.

(1) 문제 인식기

　문제인식기는 대처과정의 첫 번째 단계로서, 가족들이 치매노인의 변화를 확인하고 인식하는 과정이다.

　초기단계에서 치매노인은 평소에 하지 않았던 부적절한 말이나 행동을 보이게 되는데, 본 연구에서 나타난 초기증상으로는 상황에 맞지 않는 엉뚱한 소리나 고집 피우기, 돈을 훔쳐갔다고 의심하는 증상, 옷을 태우는 등의 부적절한 행동, 가족의 지시에 잘 따르지 못하며 집을 못 찾아 옴, 밥을 먹지 않았다고 우기며 계속해서 밥을 요구하며 가족을 나무라는 행동, 자신이 한 행동을 금방 잊어먹고 반복하는 행동 등이 있었다.

　이러한 치매노인의 부적절한 말과 행동, 성격과 대인관계의 변화, 기억력의 저하 등을 지켜보면서, 가족들은 처음에는 치매노인의 변화가 갖는 의미를 정확하게 평가하지 못하며, 치매노인에 대해서는 이질감을 갖게 되며, 어떻게 반응해야할지를 결정하지 못하고 당황해하면서 혼돈을 가지게 된다.

　어머니가 손녀 딸네하고 10년 넘게 같이 살으셨는데, 우리 딸이 그래요. 할머니가 이상해지셨다고. 할머니가 맨 날 장롱을 뒤졌다가 보따리를 쌌다가 풀었다가 이러고, 맨 날 보따리를 싸고 어디 갈랜다 갈랜다 그러신다고. 이상해 할머니가 왜 자꾸 그러시는지 모르겠다고.

　이러한 과정에서 가족들은 치매노인과 대치 또는 갈등을 경험하지만 아직까지는 치매노인이 정상이라고 생각하기 때문에 가족원들은 치매노인의 부적절한 행동을 시정해주려 하거나 설명하기, 확인시켜주기, 설득하기 등의 상황인식을 시켜주기 위한 대처를 하기 시작한다. 그리고 치매노인에게서 나타나는 변화에 대하여 가족들이 관심을 갖게 되고, 변화를 어떻게 받아들이면서 대처할지를 서로 의논하게 된다.

한편, 가족들은 이러한 현상이 치매노인이 나이가 들어감에 따라서 노화과정에서 나타날 수 있는 건망증이나 괴팍해지는 것으로 받아들인다. 또 다른 측면으로는 그 변화를 치매노인의 삶에서의 상황적 특성 때문으로 해석하기도 하는데, 예를 들면 평소에 정신적으로 억압되었던 것이 분출되었다거나, 최근에 혼자 생활함으로 인해서 너무 외로웠다거나 하는 방식으로 치매노인을 이해하려고 노력하게 된다.

따라서 이때 가족들은 특별히 치매노인에게서 나타나는 증상이 병적인 것이라고 생각하지 않기 때문에 치료의 필요성을 인식하지 못한 채 일상적인 문제에만 대처하게 된다. 그러나 시간이 경과함에 따라 가족들은 본격적으로 문제의 심각성을 깨닫게 되는데, 이는 치매노인의 증상들이 더욱 반복적으로 나타나게 되고, 또한 그 정도가 더욱 심해지기 때문이다. 결국 가족들은 서서히 치매노인이 정상상태가 아니라는 사실을 깨닫고, 치매를 의심하게 되며, 결국 이를 인정하게 된다.

처음에는 우리 어머니가 왜 저러나 하고 변했다고 생각을 했는데, 이제 점점 도가 지나치니까 그 때부터는 뭔가 이상이 왔구나 라고 판단을 했어요. 그래서 시동생한테 전화를 했지. 난 도저히 실수가 없다, 이렇게 들볶으면 실수

가 있냐고 그러니까 우리 시동생은 어머니가 치매라는 거야. 병이라고 단번에 알드라구. 난 그것도 몰랐어.

(2) 돌봄 착수기

문제인식기를 거치면서 가족들은 치매노인에 대한 문제해결과 새로운 돌봄의 필요성을 갖게 된다. 따라서 이 단계에서는 가족 중 치매노인을 책임지고 돌보게 될 가족원을 결정하고, 본격적인 치매수발을 하기 위한 대처국면으로 돌입하게 되는데, 이 과정이 돌봄 착수기이다. 이때 돌봄에 대한 책임을 맡는 가족원들은 가족의 도리라는 굴레를 쓰고 기꺼이 자발적으로 자원하거나, 아니면 수동적으로 마지못해 하면서 역할감수를 하게 된다. 그런데 돌봄의 책임을 맡게 되는 가족원들은 치매노인을 어떻게 돌보고 간호해야 하는지에 대한 지식과 정보가 마련되어 있지 않기 때문에 이 단계에서 많은 시행착오를 거치게 된다.

돌봄 착수기에서 특징적으로 나타나는 가족원들의 대처전략에는 도움 찾기와 돌봄 환경 조정하기가 있는데, 이를 구체적으로 살펴보면 다음과 같다.

이 단계에서 가족원들은 이제 더 이상 치매노인이 혼자서는 정상적으로 생활할 수 없다는 판단을 하게 된다. 이에 따라 가족들이 협의하여 가족구성원 중 누군가가 책임을 지고 치매노인을 모시도록 결정을 한다. 그리하여 가족의 특성에 따라서 치매노인과 따로 살았던 경우에는 돌봄 책임을 맡은 가족원이 치매노인을 자신의 집으로 모셔오거나, 분가했던 자식과 두 부부가 다시 합치기도 하며, 아니면 자식들이 치매노인이 살던 곳으로 와서 함께 생활하는 다양한 형태로 치매노인과의 새로운 관계를 형성하며 돌봄에 착수하게 된다.

> 처음에는 그저 정상이 아니다 이렇게 생각을 했는데 날이 갈수록 점점 더 하시더라구요. 노인네가 젊어서는 남한테도 우스운 얘기도 잘하고 이랬던 분인데…… 우리는 전혀 치매라는 걸 상상도 안했었어요. 처음에는 일주일에 한번씩 반찬도 해다 드리고, 냉장고에서 꺼내 잡수라고 했었는데, 그 다음 주말에 내려와 보면 반찬이 다 망가지도록 한번도 식사를 안 하시고 방에 난방도 안하고 차가운데서 그냥 주무시고 그러시더라구요. 그래서 안 되겠어서 우리도 이제 서울서 살다가 애들은 거기에 놔두고 25년 만에 일루 내려온 거예요. 어머니 때문에……

한편, 가족원들은 돌봄에 본격적으로 착수하기는 하였지만 돌보는 역할에 대한 실질적인 준비가 되어있지 않은 상태이므로 구체적인 상황에서 우왕좌왕하면서 시행착오를 하게 된다. 따라서 이 단계에서는 치매와 치매 돌봄에 대한 정보를 수집하기 위한 여러 대처를 하게 된다. 즉, 치매전문의를 찾아가 상담하거나 진단을 확인하면서 치료를 시도하기도 하며, 혹은 주위 사람들에게 조언을 구하거나, 치매에 관련된 책이나 대중매체 프로그램에 관심을 가지면서 치매파악하기를 위한 대처를 시도한다.

노인들이 자기가 약 먹고도 잊어먹고 또 먹기도 하잖아요. 나도 어느 때는 그러니까 엄마도 그런 건가 생각했었어요. 엄마는 본인이 의사를 하셨으니까 자기가 아프면 자기가 치료를 했어요. 그런데 어느 날 보니까 정신적인 문제로 괴로우니까 진통제를 맞았는데, 주사앰플을 또 깨는 거예요. 그날 보니까 3개를 한꺼번에 맞으셨더라구요. 그런데 그걸 잊어먹고 4번째 또 찌르는 것을 보고 아, 엄마한테 뭔가 이상이 생겼구나를 깨달은 거죠.

그래서 엄마 친구분하고도 의논을 했더니 병원에 모시고 가는 게 좋겠다고 해서 대학병원에 모시고 갔어요. 그랬더니 여러 가지 검사를 하고 나서 치매라고 하더라구요. 그래서 거기에서 얼마동안 치료를 받았어요. 의사가 그러더라구요. 뇌 검사 결과로 봐서는 오래 전에 시작된 건데 늦게 발견이 된 거라고. 한동안 거기 다니면서 치료를 받았는데 약에 부작용이 생겨서 간이 나빠졌다고 했어요. 그래서 그 때부터 치료를 안받았어요.

(3) 분투기

분투기에서는 치매노인의 문제행동의 빈도와 강도는 더욱 심각해지게 되므로 치매노인을 돌보는 가족원들은 심한 역할갈등을 겪게 되고, 이로 인한 힘겨움과 한바탕 전쟁을 치르며 치매와 투쟁을 하게 된다.

이 시기에 가족원들이 고통스러워하는 치매노인의 문제행동들을 살펴보면, 식구들을 알아보지 못함, 배회, 의심, 실금, 죽은 사람의 이름을 부른다거나 하는 환각증세, 살림살이를 불에 태우는 등의 기이한 행동들이 나타났다.

지옥이라고, 우리가 지옥이 따로 없다고 그랬죠. 그리고 우리 아버지는 매일 굉장히 괴로워 가지고 남한테 말도 못하고. 맨 날 막 아버지보고 있지도 않은 여자 전화번호을 대라니 어디 가서, 거기다 또 우리 아버지 나이나 젊어요? 나이도 드셨는데 애인이 있다고 막 뒤집어 씌우니까 이제 없다고 그러면 그거 댈 때까지 난리를 피우고 밤에 잠을 못 자게하고 들볶고 하니까, 나중에는 견디다 못해서 아무 전화번호나 대면 금방 연락해보고 그게 아니면 막 분에 못 이겨 가지고 아버지을 막 두들겨 패서 온 몸에 흉터가 생기고 아니면, 하난다고 물바가지 뒤집어 쓴 게 한 두 번이 아니었어요. 그래서 나중에는 견디다 못해 우리 집에 피신해 오시니까 우리 집까지 쫓아와서 창피한 것도 모르고 온 집안을 뒤지고 그랬어요. 그거 생각하면 이건 지옥이지 사람 사는 게 아니라니까요. 그런데 그럴 때 보면 눈이 완전히 정신병자 같이 광기가 서려있었어요.

이 단계에서 특징적으로 나타나는 가족원들의 대처전략에는 이전 단계에서 보다 강도 높은 치매노인의 문제행동 관리하기로, 이의 하위범주로는 마찰 피하기, 안전한 환경제공하기, 투약하기, 통제하기, 그리고 방치하기가 있다. 이러한 치매노인의 문제행동에 대하여 가족원들은 설득을 하거나 확인시켜주면서 상황을 인식시켜주기 위하여 노력하기도 하며, 때로는 치매노인과 맞대항을 하며 제압하려고 시도하기도 한다. 그러나 이러한 대처가 효과가 없으면 치매노인을 피하거나 아예 반응하지 않기도 하고, 아니면 화제를 바꾸면서 치매노인과 마찰을 피하기 위한 대처를 하기도 한다.

　설득도 많이 했죠. 그랬는데 이제 나는 성격이 그래서 엄마가 그러면 아예 피해버리던가 가만히 있던가 하는데, 언니는 아예 악을 쓰고 싸워요. 우리 언니는 막 미치고 팔짝 뛴다고 펄펄 뛰는 거야, 엄한 사람 같다가 의심한다고.
　그런데 나는 엄마가 그럴 때 못들은 척하고 있으면 한참 떠들다 마시는 거예요. 그리고 화제를 자주 바꾸면서 먹을 걸 드리고, 또 화제를 바꾸고 하면 금방 잊어버리고 딴 얘기하시고 이런 다구.

　그러나 치매노인의 인지장애가 심각해지고 판단능력이 떨어지면서 위험에 대한 개념이 없어지게 됨에 따라, 가족원들은 안전한 환경을 제공하기 위한 여러 가지 대처를 하게 된다. 즉, 화재를 예방하기 위하여 성냥이나 라이터, 또는 가스 불을 사용하지 못하도록 이중 잠금장치를 해놓기도 하고, 칼이나 낫 등의 위험한 물건을 눈에 띄지 않도록 재배치한다.
　그리고 치매노인들에서 가장 많이 나타나는 배회를 해결하기 위하여 팔찌나 명찰 등을 패용하게 하여 실종 시 쉽게 도움을 받을 수 있도록 한다.
　또한 치매노인에서 흔하게 나타나는 불면증과 변비, 그리고 문제행동을 조절하기 위하여 가족들이 투약을 하면서 증상완화를 위한 대처를 한다.
　그러나 치매노인의 증상이 날로 심각해지면 가족들은 좀더 강압적인 방법으로 치매노인을 다루게 된다. 즉, 방이나 집 여러 곳에 잠금장치를 하여 치매노인의 활동을 제한하기도 하며, 심한 경우에는 억제대를 사용하여 손을 묶어놓기도 한다.

저렇게 방바닥을 찢어 놓고, 벽을 찢어서 다 잡쉬요. 그리고 기저귀든 똥이던 간에 다 집어먹으니까 어떻게 할 수가 없어요. 그래서 내가 연구를 해갖고 병원에 가도 치매병 걸린 사람은 묶어 놓는다더라 그래서 내가 두 손을 이렇게 묶어놨어요. 처음에는 다리는 움직이라고 한 손만 묶고 한 손은 풀어놨더니 한 손으로 다 움직여요. 그래서 다시 두 손을 했더니 이제는 그걸 입으로 다 풀어요. 안 풀고 제대로 있으면 괜찮은데 거 풀어 제치면 저렇게 벽벽을 해놓고⋯⋯

이처럼 투쟁단계에서 여러 가지 문제해결을 위한 다양한 대처전략을 사용하나, 이러한 전략이 효과가 없거나 가족원들이 심한 무력감을 느끼게 되면 치매노인을 그대로 방치하기도 한다.

(4) 마음 수습기

마음수습기는 가족원들이 치매노인을 돌보면서 겪는 정신적 고통을 조절하고, 마음을 추스르기 위한 여러 가지 대처를 하는 과정이다.

시간이 경과하면서 치매노인의 인지장애와 기억력 장애, 그리고 정신과적 증세가 현저해지면서 치매노인 혼자서는 생활할 수 없는 상태가 되므로 가족원은 늘 치매노인을 지켜보아야 하므로

개인적 시간의 자유로움은 박탈되고 돌봄에 얽매이게 되는 구속
감을 갖게 된다.

또한 치매노인은 일상생활 수행능력이 저하되면서 기본적인 신
체적 요구도가 높아지게 되는데, 특히 이 중에서도 대소변조절을
못함으로 인해 가족원들은 형언할 수 없는 스트레스를 경험하게
된다. 하루에도 몇 번씩이나 치매노인을 목욕시키고 빨래와 청소
를 하다보면 가족원들은 신체적으로 소진하게 되고 아울러 역겨
움과 혐오감을 동시에 느끼면서 치매노인을 돌보는 자신의 역할
에 대한 과중함을 인식하게 된다.

이 외에도 배회하는 치매노인을 찾으러 다니거나, 터무니없이
의심하는 치매노인에게 반응해야 하는 것 등의 치매노인과의 갈
등은 가족들에게 마치 끝이 안 보이는 터널을 지나는 것 같은
답답함과 한없는 무력감, 좌절감 그리고 분노감을 갖게 함으로
종국에는 치매노인을 갖다버리고 싶은 충동이나 자살하고 싶다
는 심한 우울 증상이 나타나는 고통의 심연에 빠져들게 한다.

*고생이 말도 못해요. 누구한테 얘기도 못하고. 이래서
전에 농사짓던 농약이 있어요. 그걸 보면서 내가 이것만
마시면 편한데 하는 생각이 들어요. 그래 할아버지보고 우
리 둘이 먹고 죽을나요? 하고 물으니까 이 노인네가 하는
말이 '여태 살다가 왜 그리 가느냐? 그렇게 조금 더 살자'
그래요.*

이러한 상황에서 가족원들은 심한 정신적 고통을 조절하기 위
한 다양한 시도를 하게 되는데, 이때 특징적으로 나타나는 대처

전략으로는 정서적 환기하기, 마음 다스리기, 기분전환하기, 소망하기, 신앙에 의지하기 등이 있다.

분노가 쌓이게 되면 가족원들은 이를 표출하기 위하여 치매노인에게 소리를 지르거나, 욕하기도 하고, 심지어는 치매노인을 때리기도 하는 과격한 대처를 하게 된다. 한편으로는 혼자서 울거나, 푸념하기, 하소연하기, 혹은 다른 가족구성원에게 화풀이하기 등의 정서적 환기를 위한 대처를 하게 된다. 이러한 분노 표출하기, 씻어내기, 그리고 털어내기의 대처는 가족원이 마음속에 품고 있는 부정적 감정들을 밖으로 쏟아냄으로써 마치 나쁜 공기를 배출하듯이 환기시켜주는 효과가 있지만, 반면에 오히려 더 정신적 스트레스를 가중시키기도 한다.

한편, 분노를 해결하기 위한 대처로 이러한 정서적 환기 외에도 마음을 조절하기 위하여 얼음을 깨물어 먹는다거나 심호흡을 하면서 분노를 삭이거나, 다른 방법으로 마음을 가라앉히기를 하며 인내하기도 한다.

어머니 모시면서는 아닌 게 아니라 속상할 적도 많고, 노인네가 엉뚱한 소리를 할 때는 어떻게 할 수가 없어요. 날 바깥양반이 내 성질이 나빠서 그렇다고 성질 좀 죽이라고 하지만 그걸 참을 수가 없는걸 어떡해. 그렇게라도 소리를 질러야지 속이 시원하지, 참고 있으면 이 속에서 불이 나는걸. 그러면 그냥 속에서 열이 나면 얼음을 먹거나 찬물을 마시고 조금 드러누워 있으면 마음이 식혀지더라구요.

아울러 돌봄으로 인한 스트레스에서 벗어나기 위하여 여러 가지 기분전환을 위한 대처를 하게 되는데, 이를 위해서 노래 부르기, 운동하기, 춤추기, 사람들과 어울리기, 산책하기, 그리고 명상하기 등의 전략을 사용하기도 한다.

> 집에만 있으면 진짜 울화병이 생길 거예요. 난 스트레스 받으면 산에 다니고 장사나 하면 다 풀려요. 난 저녁이 되면 가게에 가니까 거기서 많이 해소가 되는 것 같아요. 노래방 가서 노래듣고, 손님들하고 노닥거리고 하니까 거기서 다 잊어버려요. 집에만 있으면 막 짜증나지. 항상 같이 있으니까.

그리고 가족원들은 치매가 불치병이라는 생각을 하면서도 노인의 증상이 악화되지 않기를 기원하거나 혹은 증상이 호전되기를 희망하는 소망적 사고를 한다.

한편, 신앙을 가지고 있는 가족원들은 돌봄 과정에서 자신이 믿는 신앙에 많이 의존하면서 스트레스를 극복하는 대처를 한다. 즉, 치매노인을 돌보면서 힘들 때마다 찬송가를 부르면서 마음을 안정시키기도 하고, 기도를 하면서 자신의 나약한 부분과 속상한 심정을 토로하면서 새로운 힘을 얻기도 한다. 그리고 교회에 출석하여 설교를 들으면서 위로를 받고 평안함을 회복하기도 한다.

교회 가서 목사님 설교말씀 들으면 암만 여기 와서 언니
모시고 살아 어떤 때는 허전하고 속이 빈 것 같고 그렇게
마음이 저기 하다가도 위안이, 마음의 위로가 되지요. 내
가 정말 하나님한테 몸 바치고 마음 바치고 죽어서 하나님
한테 가야지 그리고 열심히 새벽기도도 빠지지 않고 꼭 나
가요.

(5) 부담조정기

부담조정기는 치매노인을 돌보는 가족원이 자신에게 부과되는
과중한 역할에 대한 부담감을 줄이고자 직접 돌봄에 대한 역할
나누기를 실시하게 되는 시기이다. 이 과정에서 특징적으로 나타
나는 대처전략은 역할조정하기와 투사하기이다.

가족원의 역할조정을 위한 구체적인 방법으로는 가족이 아닌
다른 사람의 도움을 받는 역할위임과 가족구성원간에 이루어지
는 역할분담이 있다.

본 연구에서는 역할위임의 방법으로 가정부나 간병인을 치매
노인의 돌봄에 참여시키는 가족원들이 있었는데, 이 방법은 가
족들이 경제적으로 여유가 있는 경우에 가능한 것이었다. 그러
나 이 방법은 치매노인을 노인시설에 보내지 않고 가족들이 돌
보되 직접 돌봄에 대한 부담감을 줄일 수 있는 방법이었기 때문
에, 가족원들이 돌봄에 잘 적응하도록 하게 하는 긍정적인 대처
전략이었다.

엄마상태가 나빠지니까 내가 혼자서 내살림하랴 엄마 돌
보랴 너무 힘에 부쳤어요. 그래서 중국인 가정부를 구했어
요. 처음에는 가정부한테 엄마를 맡기려고 그랬는데 그렇
게 맡길만한 사람이 아니더라구요. 그래서 집안일을 아줌마
를 시키고, 엄마는 거의 내가 거의 보다시피 하지요. 특별히
내가 외출하거나 그럴 때 빼고는.

만일 가정부를 못 썼더라면 나는 정신이 돌았을 거예요.
그 엄마를 밥 먹이고 닦이고 그것만 해도 시간이 많이 가는
거예요. 빨리 먹는 사람도 아니고 이렇게 떠먹여야 하는 상
황에서 밥만 먹여도 시간 다 가지. 내가 고마운 것은 아줌마
가 일단 밥을 하고 빨래를 하고 그걸 다 하잖아. 그러니까
그런 거까지 나보고 하라면 못하지.

역할위임의 또 다른 방법으로, 다른 사람을 활용할 수 있는
경제적 여건이 허락하지 않는 경우는 공적 부조인 복지서비스를
통해서 도움을 받는 대처가 있었다. 즉, 가정도우미 서비스를 받
음으로써 위의 방법과 마찬가지로 직접 돌봄에 대한 부담나누기
가 가능했다.

또한 지역사회의 주간보호센터를 이용하여 낮 시간 동안 치매
노인에 대한 돌봄의 부담을 줄이는 가족도 있었다.

도우미가 토요일하고 일요일만 빼고 매일 오죠. 와서 언
니 옷도 빨아주고, 며칠에 한번씩 목욕도 시켜주고 그래
요. 전에 언니가 편찮으셔서 병원에 통원치료를 받았는데
그때도 도우미가 한 달을 언니를 모시고 다녀주었죠. 고맙
죠, 내가 할 일을 도와주니까.

이렇게 가족이 아닌 다른 사람이나 기관을 통해 치매노인 돌봄에 대한 역할위임을 하는 것 외에 역할조정을 하는 방법으로서 가족구성원간에 이루어지는 역할분담이 있다. 가족의 결속도가 높은 가족인 경우 역할분담이 자연스럽게 자발적으로 이루어진다. 이러한 역할분담은 가족들이 함께 살고 있거나 그렇지 않은 경우에도 이루어지는데, 역할분담이 협력적으로 이루어지는 경우에 가족원의 신체적, 정신적 부담감은 현격하게 감소된다.

애들도 일주일에 한번씩 와가지고 목욕시키고 손톱 발톱 깎아주고. 엄마 힘들다고 그렇게 해요. 저희들이야. 할머니 불쌍하다지만 그래도 엄마 위해서 그러는 거지. 그래도 그렇게 마음 써주고 그래요. 고맙죠.

한편, 가족의 결속도가 낮은 경우에는 돌봄 과정에서 가족원에 대한 가족의 지지와 역할분담이 전혀 이루어지지 않는다. 이러한 상황에 처하는 가족원은 형언할 수 없는 신체적, 정신적 고통을 갖게 된다. 이러한 가족관계에서는 가족구성원간에 갈등과 반목이 발생하며, 가족원은 역할분담이 이루어지지 않는 것에 대하여 비난과 투사를 하게 된다.

그러니 더 화가 나는 거야. 자식은 그러는데 내가 무슨 피도 살도 하나도 안 섞였는데 며느리가 왜 그걸 치다꺼리를 해야 하는지 화가 나는 거지. 자식들은 여덟 명이나 되는데 다 나 몰라라 하고. 내가 왜 저런 사람을 정을 쏟고 살아야 되나 하는 생각이 들어가지고 더 정이 안가. 진짜 자식들이 잘해야지 내가 더 잘해주는데……

(6) 수용기

수용기는 치매노인을 책임지고 돌보는 가족원이 치매노인과 그를 돌보는 자신의 역할을 어떠한 형태로든 끌어안는 과정을 의미한다. 이 단계에서 특징적으로 사용되는 대처전략에는 마음 비우기, 상황 재정의 하기, 애정으로 대하기 등이 있다.

가족원들은 가족으로서의 도리에 대한 당위성과 힘겨움의 틈바구니 속에서 자신이 처한 상황에 순응하게 되는데, 이를 위해서 다양하게 대처전략을 사용한다. 즉, 역할조정과 같은 적극적이고 능동적인 대처를 통해서 돌봄에 대하여 적응해 나가려고 노력하기도 하며, 이러한 방법이 불가능한 경우에는 소극적이고 수동적인 대처로 순응하려고 노력한다. 즉, 치매노인을 돌보는 자신의 역할을 팔자 혹은 전생의 업보로서 해석하며, 정해진 운명이기 때문에 받아들일 수밖에 없다고 마음을 정하게 된다. 혹은 돌봄 과정에서 겪는 여러 가지 부담감에 대해서 변화하기를 포기하거나 무감각해지는 등의 체념적 수용을 하기도 한다.

그러니까 가다가다 보니까 완전히 면역이 된 것 같애. 내가 보니까 어느 날인가 모르게 그냥 그 미움이고 원망이고 다 사그라지데. 그냥 봄 눈 녹듯이 가슴속에서 사르르르 녹아. 에이 모르겠다, 될 대로 가는 데까지 가보자 하는 마음으로……

한편, 가족원들은 스스로 인지적인 노력을 함으로써 치매노인을 돌보는 역할을 수용하려고 노력하기도 한다. 계속적인 자기성찰을 통해 치매노인에 대한 자신들의 만족스럽지 못한 태도나, 최선을 다해서 치매노인을 모시지 못하는 것에 대하여 반성을 하면서 좀더 치매노인을 잘 돌봐야겠다는 마음의 다짐을 한다. 또는 자신보다 더 불행하고 나쁜 사례와 비교하기를 통해서 위로를 받기도 하며, 변화시킬 수 없는 상황에 대하여 의미를 부여하거나 긍정적으로 상황을 재정의 하면서 돌봄을 수용하게 된다.

너무나 힘들고 속상하니까 잠이 통 안 오고, 뱀이 기어 다니는 것처럼 머리가 근질근질하고, 오른 쪽 팔도 막 그냥 스멀스멀하니 이상해졌어요. 그래서 딸아이한테 얘기를 했더니 서울 중앙병원에다 예약을 해놓고 올라오라고 그러드라구요. 거기 가서 MRI사진도 찍고 그랬더니 별 이상은 없는데, 의사가 하는 말이 시어머니가 치매병 있는 사람은 며느리가 먼저 가는 경우가 많다고 그러면서 신경성 약 너무 먹으면 안 되니까 정 그러면 수면제를 주더라고. 수면제 먹고 자라고, 잠을 못 자니까. 이제 그런 생각을 많이 했어요 이러고 보면 내가 죽는다는 거, 난 아직 죽으면 안 된다는 거. 우리 막둥이 아들 결혼도 시켜야하고. 영감도 있고 시어머니도 있고. 내가 살아야 한다는 걸 많이 각오 했죠. 그때 이제 그 박사한테 그런 소리 듣고는 그래요 그 이가. 잘 잠숫고 나는 병이 없다 병이 아니다 시어머니도 이겨요 이겨요 이러면서 그러라고. 속에 넣지 말고 이겨야지 그러면 안 된다고 그러니까 내가 살기 위해서야. 우리 시어머니 인생 꽃이다, 내가 살아야하고 인생 꽃으로 서로 화목하게 이렇게 살아야만 된다는 거를 생각했어요. 그리고 나서부터는 한결 마음이 편하고 덜 속상하고 그래요.

치매노인과 치매노인을 돌보는 자신의 역할을 수용하기 위한 다른 대처로 치매노인을 애정으로 대하기가 있다. 이 과정에서는 치매노인을 다루는 방법에서 투쟁하기 때와는 다른 특성이 나타난다. 즉, 치매노인을 통제하고 제압하려고 하기보다는 치매노인의 비위를 맞추어주거나, 애기처럼 대하기, 부드럽게 달래기, 칭찬해주기, 신체적 접촉하기 등의 애착행위를 하게 된다. 그리고 의사소통이 자유롭지 못한 치매노인의 요구를 미리 파악하여 알아서 챙겨준다.

이제는 오래되니까 아줌마가 엄마의 리듬을 파악해서 몇 시부터 몇 시까지는 고요의 시간, 몇 시부터 몇 시까지는 분노의 시간이라고 이름을 붙였어요. 그래 거기에 맞추어서 생활을 하는 거예요. 분노의 시간에는 엄마를 자극하는 목욕 같은 건 안 시키고, 재미있게 얘기를 하고 엄마를 이렇게 쓰다듬어 드리고 그러면 좋아하세요. 그리고 '아유 엄마 이거 맛있는데 먹으라고' 하거나, 아니면 '와 엄마 예쁘다' 그러면 또 금방 가라앉아요.

가족원들은 이러한 과정을 거치면서 치매노인을 돌보는 일에 익숙해지게 되고, 평정을 회복하게 된다. 그리고 치매노인에 대해서는 애정이 지속되며, 자신이 해야 할 도리를 하고 있음에 대해서 자부심을 갖게 된다. 또한 치매노인을 돌봄으로 인하여 가족이라는 울타리를 더욱 견고하게 느끼기도 한다.

여러 가지로 지금은 편안해요. 엄마가 저런 것도 인정할 수 있고, 인생 가는 거니까, 가는 거니까 다 편안해. 이렇

게 엄마 돌보는 일을 내 일이다 라고 받아들이면 괜찮은 것 같아요. 그걸 내가 응당히 해야 할 일이다 하니까 편해요.

3) 재가 치매노인을 돌보는 가족원의 대처유형

본 연구에서 치매노인을 돌보는 가족원들의 대처유형은 다섯 가지 형태로 분류되었다. 대처유형은 가족원들의 작용·상호작용전략에 영향을 미치는 중재적 조건에 의해서 구분되는 것으로 나타났다. 이러한 중재적 조건으로는 가족의 지지, 경제적 상태, 치매노인과의 관계, 전통적 여성역할에 대한 고정관념, 치매에 대한 가족의 인식, 그리고 가족원의 건강상태 등이 있었다. 이 중에서도 특히 가족의 지지와 경제적 상태는 대처유형을 구분하는 가장 강력한 영향요인이었다. 이러한 중재적 요인들을 가지고 분류된 가족원들의 대처유형은 *적극적 역할분담형, 비관형, 의미부여형, 헌신형, 그리고 의무방어형*이었다.

본 연구에 참여한 17명 중 Q 참여자는, 돌봐 줄 다른 가족이 없는 상황에서 전적으로 공적 지지에 의존하면서 생활하며 치매노인을 돌보고 있어서, 위의 다섯 유형의 어느 경우에도 포함되지 않는 예외적인 경우였으므로 제외하였다.

각 유형에 따라 특징적인 대처행위와 결과에도 차이가 있는 것으로 분석되었다. 돌봄에 적응을 잘하고 있는 가족원들이 특징적으로 사용하고 있는 대처행위로는 역할조정하기, 도움 찾기, 치매노인에게 애정으로 대하기, 그리고 상황 재정의 하기가 파악되었다. 반면에 돌봄에 적응을 하지 못하고 스트레스가 지속되는 가족원들이 특징적으로 사용하는 대처행위로는 투사하기, 정서적 환기

하기, 그리고 치매노인의 문제행동 관리하기 등이 있었다. 대처행
위의 사용과 중재적 조건과는 밀접한 관계가 있었다.

다섯 유형 중에서 적응을 잘하고 있는 유형은 적극적 역할분
담형, 의미부여형, 그리고 가족원의 건강상태가 양호한 헌신형이
며, 반면에 적응을 잘하지 못하는 유형은 가족원의 건강상태가
양호하지 않은 헌신형, 의무방어형, 그리고 비관형이었다. 중재
적 조건에 따른 대처유형과, 각 유형별 특징과 대처행위, 그리고
대처결과에 관한 내용은 (표 2)와 같다. 각 대처유형을 구체적으
로 살펴보면 다음과 같다.

표2. 제가 치매노인을 돌보는 가족원의 대처유형

대처유형	매개적 조건				치매에 관한 특정대처행위의 결과			연구참여자
	가족의 경제적 지지 상태	치매노인과의 여성역할에 대한 관계	정통적 여성역할에 대한 가족원의 건강상태 인식	고정관념	치매에 대한 인식	역할조정하기	결과	
적극적 역할분담형	+	+	딸	−	•	역할조정 도움찾기	적응 (+)	N, O
의미부여형	+	+	며느리	+	•	상황제정의 애정으로 대하기	적응 (+)	A, F
헌신형	+	−	며느리 배우자	±	질병 애정으로 대하기	노환과정 애정으로 대하기	적응 (±)	C, D, H / I, J, K
의무방어형	−	+	며느리	+	노환과정 소망하기	노환과정 마음 다스리기	적응 (±)	B, E, G
미관형	−	−	딸 배우자	±	노환과정 문제행동 관리하기	노환과정 정서적 환기하기	적응 (−)	L, M, P

+ : 양호함   − : 부족함/없음   ± : 해당되지 않음

(1) 적극적 역할분담형

적극적 역할분담형은 재가 치매노인을 돌보는 과정에서 가족원이 직접 돌봄에 대한 부담감을 감소시키기 위하여 가족이 아닌 다른 인력을 활용하여 적극적으로 역할분담을 함으로써 돌봄으로 인한 역할의 과중함을 해결하는 대처형태인데, 본 연구에서는 참여자 N과 O가 해당되었다.

이 유형의 특성을 살펴보면, 참여자들은 치매노인과는 모녀관계였는데, 가족 중에 남자형제들이 있었지만 그들이 돌볼 수 없는 각 가족의 특별한 사정이 있었으므로, 자신들이 직접 치매노인을 돌보고 있었다.

어머니 저렇게 되시고 혼자 사시게 할 수도 없는데 남동생은 모실만한 경제적 능력이 없어요. 더군다나 올케는 미국에서 따로 살고 있기 때문에 더더욱 모실 수가 없는 형편이지요. 여동생은 의사이기 때문에 경제적으로는 나보다 낫지만 시어머니를 모시고 사니까 안 되고. 그러니까 내가 맡게 된 거죠.

이들은 노인봉양에 대한 책임을 반드시 아들과 며느리가 가져야 하는 것에 대해서 회의적인 태도를 보였으며, 오히려 치매노인과 같은 경우에는 딸이 며느리보다 더 적임자라고 생각하고 있었다. 그리고 경제적으로도 어느 정도 여유가 있었으며, 돌봄 과정에서 가족의 전폭적인 지지를 받고 있었다.

특징적으로 나타나는 대처전략에는 역할조정하기, 애정으로 대하기, 그리고 도움 찾기가 있었는데, 이 유형의 가족들은 다른 참여자들에 비해서 비교적 돌봄에 적응을 잘하고 있는 것으로 분석되었다.

N 참여자와 O 참여자는 치매에 걸린 친정어머니를 돌보는 과정에서 각각 간병인과 가정부를 고용하여 돌봄에 참여시킴으로써 직접 돌봄에 대한 부담감을 줄이면서 돌봄에 적응해 나가고 있었다. N 참여자는 치매노인을 별도의 아파트에서 간병인과 함께 살도록 하면서 치매노인을 돌보고 있었는데, 돌봄 기간이 13년째로 장기화되었음에도 불구하고 규칙적으로 치매노인을 방문하여 돌보면서 정신적인 고통 없이 돌봄에 적응하고 있었다. 이 참여자는 치매노인의 돌봄에 대한 책임은 자신이 기꺼이 맡지만 직접 돌보기에는 힘에 부치기 때문에 만일 간병인을 활용할 수 없다면 노인시설을 이용하겠다고 하였다.

한편, O 참여자는 돌봄 초기에는 정신적으로, 신체적으로 많은 어려움을 겪었다.

엄마 돌보면서 힘든 거는 정신적인 것보다도 솔직히 대소변을 못 가리는 것 그게 제일 힘들어요. 그거 다 닦아줘야 하고 매일 목욕을 시키는데 깨끗한 상태로 유지하고 있으면 좋은데 어느 새 똥을 싸니까 그게 제일 힘든 것 같아요

그러나 이에 대한 대처로 입주 가정부를 두어 가정에서 치매노인을 돌보고 있었는데, 이로써 치매노인에 대한 돌봄 역할뿐만 아니라, 다섯 자녀를 키우는 주부로서의 역할에 대한 신체적인 부담감이 많이 감소되면서 정신적으로는 편안하게 돌봄에 적응해나갈 수 있었다.

　그러다가 차라리 내가 나가서 돈 벌고 사람을 쓰는 게 날 것 같아서 일년을 직장을 다녔어요. 그랬는데 집에 아무도 없고 아줌마하고 어머니하고만 있으니까 엄마 상태가 더 나빠지더라구요. 아줌마라야 전문적인 사람이 아니니까 낮에 할머니 앉혀놓고 옆에서 텔레비전 보고 그럴 텐데…… (중략). 내가 퇴근하고 들어오면 어머니가 '아침 기가 막혀서' 그러면서 무슨 말을 하실려고 하는데 그 다음에는 할말을 잊어버리시는 거예요. 그러니까 한마디로 우리 어머니는 그 아줌마가 돌보는 게 만족스럽지 않았던 거예요.

　그래서 한 일년간 나갔다가 도로 또 주저앉은 거지 이제는. 그 후로는 주로 아줌마가 나대신 집안 일 해주니까 내가 한결 낫거지. 아줌마가 없으면 굉장히 불편해요. 그러니까 엄마를 씻기는 거는 내가 하지만 똥 빨래는 아줌마가 다해주니까 고마운 거죠.

　만일 아줌마 없이 나보고 이 일을 다 하라고 했으면 나는 정신이 돌았을 거예요.

　엄마를 밥 먹이고 닦이고 그것만 해도 시간이 많이 가는 거예요. 밥 먹여봐요, 하루 시간이 다가버려요. 빨리 먹는 사람도 아니고 이렇게 떠먹여야 하는 상황에서.

　그런데 내가 고마운 거는 아줌마가 일단 밥을 다하고 빨래도 다해주고 그러니까. 그런 것까지 나보고 다 하라고 하면 못하지. 그러니까 나는 엄마만 돌봐드리는 거예요 이러한 사례를 볼 때 치매노인을 돌보는 가족의 부담감 특히, 가족원의 고통은 우선적으로 돌봄으로 인한 신체적 고통에서부터 비롯됨을 확인할 수 있었고, 이러한 신체적 부담감을 감소시킬 때에 정신적 고통도 감소시킬 수 있음을 파악하였다.

이 유형에서 보이는 것처럼 치매노인을 돌보는 가족원의 역할 분담이 보다 효율적으로 이루어지면, 돌봄에만 얽매여야 하는 생활에서 벗어나 가족원 자신만의 자유로운 시간을 가질 수 있으며, 다른 사람과의 대인관계 등 정상적인 사회생활을 하는 것이 가능해질 수 있다. 이러한 에너지 재충전을 통해서 한결 편안한 마음으로 돌봄에 다시 복귀할 수 있으며, 정신적인 고통이 덜하기 때문에 치매노인에게는 정서적 건강유지뿐만 아니라 맞추어주기 등의 애정으로 대하기의 대처를 할 수 있는 정신적 여유를 가질 수 있었다.

이제는 이게 내 일이다 라고 받아들이니까 괜찮은 것 같아요. 지금은 마음은 편안해요. 엄마가 저런 것도 인정할 수 있고, 인생 가는 거니까 다 편안해요.

(2) 의미부여형

의미부여형은 치매노인을 돌보는 상황을 가족원이 인지적으로 재해석하여, 긍정적으로 받아들이거나 의미를 부여하면서 돌봄에 대처해나가는 형태인데, 본 연구에서는 A와 F 참여자가 이에 해당되었다.

이러한 대처유형을 나타내는 참여자의 특성을 살펴보면, 적극적 역할분담형과는 달리 치매노인과는 모두 고부관계였다. 그러나 시어머니와의 친밀한 정도에서는 차이가 있었는데, A 참여자는 전형적인 고부관계를 가지고 있었던 반면에, F 참여자는 시어머니와의 관계가 원만하고 사이가 좋았었다. 그러나 고부관계에서의 친밀도와는 관계없이 이 두 참여자는 모두 전통적 여성, 특히 맏며느리로서의 역할에 대한 고정관념이 확고하여, 노인봉양에 대한 책임을 당연히 자신들이 맡아서 해야 한다고 믿고 있었다.

> 저희는 장남이니까 언젠가는 부모님을 모셔야 된다고는 늘 생각했어요. 그래서 모시게 되면서는 밥 두 공기만 더 있으면 되겠다 생각했죠. 전 그 생각만 하고 있었어요. 그래도 어머니 이렇게 아프신 거에 대해서 아버님은 아버님대로 힘드시겠지만 제 입장에서도 저의 고통은 따로 있잖아요.

그리고 다른 특성으로는 돌봄 과정에서 가족의 지원을 받고 있었는데, A 참여자는 남편과, 자식 그리고 시동생의 적극적인 지원을 받았으며, F 참여자는 치매노인의 배우자인 시아버지의 지지를 받고 있었다. 이 두 참여자는 경제 상태는 비교적 안정적이었다.

이 유형의 참여자들은 적극적 역할분담형과 마찬가지로 비교적 다른 참여자들에 비해서 돌봄에 적응을 잘하고 있는 것으로 분석되었다. 이들은 돌봄 과정에서 실질적인 역할분담이 이루어지지 않더라도, 가족원의 인지적 노력에 의해서 돌봄 상황을 긍정적으로 수용함으로써 적응해 나가고 있었다. 이들에게서 특징적으로 나타나는 대처전략은 상황재정의 하기와 애정으로 대하기였다.

A 참여자의 경우에는 돌봄에 대한 정신적 스트레스가 극심해지면서 이로 인하여 심계항진, 두통 등의 심인성 건강문제가 발생하여 신경과 진단을 받는 상태까지 도달했었다고 하였다. 그러나 이를 극복하기 위하여 치매에 걸린 시어머니를 '인생의 꽃'이라고 의미를 부여하면서 돌봄 상황에 대한 인지적 재평가를 하였다. 그리고 이러한 상황 재정의 하기의 대처를 한 이후부터는 정신적으로 편안해지고 평정을 회복할 수 있었다고 하였다. 그리고 치매노인에게도 신체적 접촉을 하면서 좀더 친근하게 다가갈 수 있었으며, 치매노인을 있는 그대로 받아들이면서 비위를 맞추어주거나 편안하게 해주기 등의 대처전략을 사용하면서 돌봄에 적응해나갈 수 있었다.

한편, F 참여자도 돌봄에 대하여 자의적으로 긍정적인 해석을 함으로써 돌봄에 적응하고 있었다. 즉, 알코올중독자였던 시아버지가 치매노인의 수발 이후에 술을 끊게 되자 이 참여자는 시어머니의 치매가 시아버지의 금주를 위한 것이라고 해석하면서 치매 돌봄을 긍정적으로 생각하기도 하였으며, 아이들에게 닥칠 불행 대신으로 시어머니가 치매에 걸렸다고 생각하면서 상황을 수용하고 있었다.

그리고 어머니한테 어느 때는 짜증도 처음에는 조금 났었어요. 근데 어머니 때문에 속상한 거 생각하면 한도 끝도 없잖아요. 그래서 자꾸 저를 어떻게 해보려고 애를 써요. 어머님이 치매 오시면서 할아버지도 약주를 끊으시게 되고 그래서 '어머님이 내 가슴 불안한 거 없애주려고 세상에 이렇게 되셨나'하고 좋은 쪽으로 생각을 하려고 노력을 하지요.

또 동네에서 마을건강원을 하고 있어서 가끔 삼육재활원에 갔었어요. 거기에서 장애아들을 보면서 우리 어머니가 내 애가 장애가 올 수 있는 거를 대신하는 거로 생각을 하자 그렇게 생각을 했어요. 내 자식 아플 것을 대신해서 아프다고 생각을 하니까 노인네가 저러셔도 너무 고마운 거예요. 그냥 내 스스로 나 편한대로 그렇게 생각하는 거예요.

이렇게 인지적 노력으로 상황을 긍정적으로 받아들이려고 노력하면서 연구 참여자들은 서서히 치매노인과 돌봄 역할에 적응해 나가고 있었는데, 정신적으로도 편안하며, 치매노인과의 관계에서도 애정과 여유를 가지고 돌볼 수 있게 되었다.

남들은 힘들어서 어떻게 사냐고 하지만 그런데 저는 괜히 마음이 뿌듯해요. 그래서 마음이 편해요. 나는 우리 어머니한테 농담도 잘해요. 목욕시킬 때도 막 얘기하면서 어머니 엉덩이를 막 두들기면 내가 농담하는구나 하고 웃으시고 그 정도는 아시는 것 같아요.

(3) 헌신형

헌신형은 가족원이 치매노인을 돌보면서 겪는 힘겨움에도 불구하고 꿋꿋하게 자신을 희생하면서 헌신적으로 치매노인을 돌보는 형태인데, 본 연구에서는 C, H, I, J 그리고 K 참여자가 이에 해당되었다.

　이 유형의 특성을 살펴보면, C와 H 참여자는 치매노인과는 고부관계로, 결혼직후부터 현재까지 시어머니를 모시고 살아 온 맏며느리였으며, I, J 그리고 K 참여자는 치매노인과 부부관계였다. 이 유형의 참여자들은 대체로 경제적으로 어려움을 갖고 있었음에도 불구하고 가족들의 지지를 받으면서 헌신적으로 치매노인을 돌보았다. 특히 H 참여자의 경우에는 남편이 사망하고 없는 상태에서도 시어머니를 혼자서 헌신적으로 돌보고 있었는데, 병 전 치매노인과는 모녀사이처럼 사이가 좋은 고부관계라고 하였으며 참여자 자녀와 시동생의 적극적인 지원을 받으면서 치매노인을 돌보고 있었다. 그리고 C 참여자는 치매노인을 돌보면서부터 이전과는 다르게 자상해진 남편과 자녀들의 지원을 받으면서 치매노인을 돌보고 있었다.

　배우자인 I, J 그리고 K 참여자의 경우에는 병전 치매노인과의 친밀도와 상관없이 돌봄에 헌신적이었는데, 치매노인과 가족원 모두 연령이 높고 경제능력이 없었기 때문에 경제적인 어려움을 가지고 있었다.

　돈은 아들들이 이제 조금씩 주고, 내가 앉아서 남의 고추도 다듬어주고 해서 조금씩 벌고 그래서 먹고살아요. 사는 형편이 말이 아니죠.

　이때 참여자 자녀들로부터의 정신적, 물질적 지지가 이들을 지탱하게 하는 큰 힘이 되었다. 헌신형과 비관형은 경제적으로 어려운 것은 공통적인 특성이었으나, 비관형과는 달리 헌신형에서는 가족들의 지원을 받는다는 점이었다.

> 속상하면 애들한테 전화해서 하소연도 하고 그러죠. 애들 때문에 속상한 건 없어요. 애들이라고 고맙게 말하니까. 아들하고 며느리들이 시간 있을 때마다 와서 빨래도 해주고, 청소도 해주고, 농사일도 거들어주고 그러지요

그런데 이 유형에 속하는 참여자들의 특성 중 건강상태에 따라서 돌봄에 적응해가는 정도가 달라졌는데, 가족원의 신체적 건강상태가 양호하지 못한 경우에는 치매노인을 돌보는 과정에서 신체적 부담감이 매우 컸으므로, 결과적으로 돌봄에 대한 스트레스가 지속되는 현상이 나타났다.

> 내가 젊어서 하두 일을 많이 해서 허리가 이렇게 굽어서 병신이 되었어요. 뭘 잡지 않으면 바로 일어설 수가 없어요. 그러니까 늘 기어 다니다시피 하면서 할아버지를 바라지하는 거예요. 그러니 힘든 것은 말로 다 못하지요.

이 유형에서 특징적으로 나타나는 대처전략에는 애정으로 대하기가 포함되었는데, 즉, 치매노인에게 비위를 맞추어주거나 편안하게 해주며, 미리 알아서 챙겨주는 등의 대처를 하고 있었다.

> 어느 때는 말 안 듣고 그러면 멉다가도 어떡해요, 내가 아니면 돌볼 사람이 없는데. 그러니까 입맛에 맞게 이것저것 해다 먹이는 거예요. 기운 내라고 늘 소머리 사다가 려

서 먹이고. 근데 요즘은 떡도 좋아하더니 안 잡숫고, 고기 국도 싫어하는 것 같아서 스프 사다가 질리지 않게 소고기 스프하고 야채 스프를 번갈아서 해드리고 그래요.

나만 눈에 안보이면 더하니까 노상 같이 붙어 있는 거야. 애기처럼 달래가면서. 힘들어도 끝까지 내가 데리고 있다가 죽을 거예요. 내가 하루 종일 울다가 웃다가 그러면서 성질을 내다가도 할아버지를 닦구면 더 심해지니까 부드러운 말로 설명하고, 애들모냥 어리광을 피우면서 달래죠.

그 외에도 마음 비우기와 소망하기 등의 대처를 하는 유형에 속하는 참여자들은 변화시킬 수 없는 치매노인에 대한 돌봄 역할을 운명이나 전생의 업보로 생각하면서 체념을 하거나 삭이기와 같은 마음 다스리기를 통하여 돌봄을 수용해나가고 있었다. 그리고 이들은 막연한 대상을 향해서 치매노인의 상태가 나아지거나 더 이상 악화되지 않기를 바라는 기원 또는 소원 빌기의 대처를 하였다.

할아버지가 나를 너무 고생을 시키는 거지. 내가 팔자가 사나워서 그래요 그래도 어떡하겠어요? 밉다고 못 본척하면 벌 받지.

(4) 의무방어형

의무방어형은 치매노인의 돌봄에 대한 태도에서 애정이나 기
꺼움보다는 의무감에 의해서만 돌봄의 역할을 감수하면서 대처
해나가는 형태인데, 본 연구에서는 B, E, 그리고 G 참여자가 이
에 해당되었다. 이들 유형의 참여자들은 치매노인을 돌보는 역
할감수에서 다른 가족구성원들이나 주위의 시선을 많이 의식하
고 있었다.

이 유형의 특성을 살펴보면, 이들 참여자들은 치매노인과는
모두 고부관계로 E 참여자를 제외하고는 맏며느리였다. 이들 참
여자들은 자신의 의지보다는 며느리라는 관계적 조건과 상황적
불가피성에 의해서 할 수 없이 돌봄에 대한 역할을 떠맡았는데,
시부모봉양에 대한 전통적인 며느리역할에 대한 의식이 확고하
였다.

병전 치매노인과의 관계를 보면 친밀감이 낮은 것으로 파악되
었다. 특히 E 참여자는 셋째며느리임에도 불구하고 치매에 걸린
시어머니를 돌보고 있었는데, 고부간에 함께 살았던 적이 없었
기 때문에 시어머니에 대해서 어떤 유대관계나 정을 느낄 수가
없다고 하였다. 그리고 G 참여자는 결혼 후 현재까지 30년 동
안 시어머니를 모시고 살아왔는데, 병전 시어머니와는 사이가
좋지 않았다고 하며, 시집살이를 많이 하였다고 한다. 그런데 현
재 돌보는 상황에서도 남편이 거의 돌봄에 참여하지 않고 있었
다. 참여자는 그러나 여전히 자신이 시어머니를 돌봐야 하는 맏
며느리로서의 책임을 다해야 한다고 생각하고 있었다.

내가 맏며느리니까 책임값이 있는 거지요, 그러니 이게 임무인가보다 하고 모시는 거죠. 내가 며느리 되니까 해야겠다 하는 마음으로 하는 거죠. 그런 마음을 가지니까 하는 거지 싫다 하면은 못해요, 진짜로.

이들의 경제적 수준은 비교적 안정적이어서 생계를 염려해야 하는 걱정은 하지 않았으나, 남편을 비롯한 시집식구들의 지지를 받지 못하면서 치매노인을 돌보는 상황이었다. 따라서 돌봄 과정에서 혼자서 모든 역할을 담당하고 있었으므로 다른 유형에 속하는 참여자들보다 더욱 심각한 힘겨움을 겪고 있었다. 따라서 이들 참여자들은 치매노인을 돌보면서 가족들이 지원하지 않는 것에 대해서 불만을 갖고 있었으며, 가족구성원간에 갈등이 있었다. 그리고 감당하기 힘겨운 가족원으로서의 역할과 치매노인에게 최선을 다하지 못하는 부족함에 대한 것을 가족들에게 투사하는 특징을 보였다.

일요일이라도 노는 날이니까 와갖구 지 엄마 좀 씻기고 목욕 좀 시켜 드리고 그러면 얼마나 좋아요? 안 해요. 일년에 추석에 한번 오고, 정월에 한번 오는 거예요. 그러면서 와서 누구더러 잘 모셨네, 못 모셨네 그래요.

이들은 치매노인에 대해서는 문제행동을 통제하는 측면에 초점을 두고 돌보고 있었다.

이제 똥오줌을 다 손으로 주무르고 잡숫고 벽에 바르고 이래고 그래요. 그래서 아 이것도 하루 이틀 안 되겠다. 그래서 하두 죽겠어갖고 내가 연구를 해갖고, 병원에 가도 치매병 걸린 사람들은 묶어 놓는 다더라 그래서 내가 두 손을 이렇게 묶어 놨어요.

그러고 바깥에서 문을 잠그고, 바깥에서, 이 안에서 문 열게 하면 안 되니까 바깥에서 문 잠그게 만들어 놨어요. 집 나가면 못 찾으니까. 방송을 하고 난리버거지예요. 그러니까 뭐 어떡해요. 어쩔 수 없지.

따라서 적극적 역할분담형이나 의미부여형, 그리고 헌신형처럼 치매노인을 애정으로 대하는 대처전략은 잘 나타나지 않았으며, 치매노인에 대해 최소한의 도리를 하고 있다고 생각하고 있었다.

잡숫 거 많이 드리면요, 그대로 똥을 다 싸요. 그러니까 하루에 세끼만 드리고, 반찬두요 한 가지만 드리고, 한 가지만 드렸다가 국하고 한 가지만 드렸다, 두 가지만 드렸다, 하두 똥오줌을 싸고 그러니까 찌개면 찌개, 밥이면 밥 딱 그렇게 묽하고 세 가지만 드리죠.

대화를 하면 좋다고 그러던데 시간도 없고, 또 말도 안 통하는데 무슨 말을 하겠어요? 그러니까 하루에 기저귀 두세 번 갈아드리고, 밥 세끼 챙겨드리고 그러는 거지요.

이러한 대처결과 이 유형에 속하는 참여자들에게는 돌봄에 대한 정신적인 스트레스가 지속되고 있었다.

성질만 느는 거예요. 누가 뭐라고 그러면 싸울 궁리만 하고, 내가. 누가 그러면 그냥, 누가 뭐라고 그래도 생전 입씨름 하나 안 해보고 살았어요, 나는. 누구하고 말다툼이라곤 안 해봤어요, 아주 짜증만 나고 그래서, 처음에는 울었죠. 울었다가 요즘은 아주 그냥 완전 포기상태에요. 소화두 안돼갖구 그전에 병원에 한번 갔었는데 그런가 보다 그러고 안 갔지. 내시경 검사 그런 거 다 했었어요. 신경성 위장병 이래. 속상하니까 벌떡증이 나서, 얼음을 하루에 몇 통씩 먹는 거야. 얼음을 하루에 두 개 세 개씩 막 깨트려 먹는 거야. 입안에다 넣고 우둑우둑 막 깨물어 사탕 깨물어 먹듯이. 그렇게 먹으면, 한 몇 개 먹으면 속에서 뜨거운 김이 가시는 거 같아. 그래서 그렇게 얼음을 먹는 거지.

(5) 비관형

비관형은 치매노인을 돌보는 과정에서 가족원이 자신이 처한 상황에 대하여 전혀 희망을 갖지 못하고 절망하면서 힘들게 대처해 나가고 있는 형태인데, 본 연구에서는 L, M, 그리고 P 참여자가 이에 해당되었다.

이 유형의 특징을 살펴보면 경제적으로 곤란함을 겪고 있으면서도, 치매노인을 돌보는 과정에서 가족의 지지를 전혀 받지 못하는 상황이라는 점이다. 치매노인과는 부부관계와 모녀관계가 있었는데, 부부관계인 경우에는 자신의 건강상태 또한 양호하지 않는 상태였기 때문에 다른 유형의 참여자들과는 비교할 수 없는 돌봄의 어려움을 겪고 있었다.

L 참여자는 3남 3녀의 자녀를 두었으나, 최근 막내아들이 갑작스럽게 사망하였고, 둘째 아들은 교도소에서 3년째 복역 중이었다. 첫째 아들은 따로 살고 있으며, 경제적으로 어렵게 살고 있기 때문에 거의 도움을 받을 수 없는 형편이었다. 현재 둘째 아들의 6세 된 딸을 혼자서 키우면서 치매남편을 돌보고 있었는데, 참여자 자신의 건강도 양호한 상태가 아니었으므로 돌봄의 고통은 이루 말로 표현할 수 없는 지경이었다.

M 참여자의 경우에도 치매노인과 법적인 부부관계가 아니면서 재혼의 형태로 30년간 동거하고 있었다. 자녀들과는 거의 왕래도 하지 않을 정도로 소원하게 지내며, 돌봄 과정에서 어떠한 형태의 지지도 없다고 하였다. 따라서 이 참여자는 경제적으로 생계를 염려해야 할 정도로 곤궁함을 겪고 있었으며 자신의 건강문제까지 겹쳐있었다.

P 참여자는 치매노인과 모녀관계로, 1남 3녀의 형제 중 막내였으나 오빠를 비롯한 다른 형제들이 경제적으로 자신보다 더욱 여유가 없기 때문에 자신 밖에는 치매노인을 모실 수 있는 가족이 없다고 하였다. 이 참여자 역시 돌봄 과정에서 가족으로부터 받는 지원은 없었다.

오빠가 있기는 하지만 엄마를 모실 형편도 안 되거든요. 결혼 초에는 제가 엄마 집에 들락거리며 돌봐드리다가 양쪽으로 생활비를 대려니까 너무 힘들어서 합쳤어요. 언니 네도 경제적으로 힘들고, 오빠 네는 돈도 없지만 엄마가 아들 하나라고 너무 오냐오냐 키워서 엄마를 돌봐야한다는 생각을 못해요. 올케는 한술 더 뜨고.

이렇게 어려운 상황에 처해 있는 비관형에 포함되는 가족원들이 특징적으로 사용하는 대처전략은 정서적 환기하기였다. 문제를 해결할 수 있는 대안이 없는 상태에서 가족원들은 치매노인과 가족들에게 소리를 지르며 화풀이를 하거나, 푸념 또는 하소연을 하였으며, 아니면 울기를 통해서 씻어내려는 대처를 하였다.

밤에 생각이 많아져서 잠도 잘 안 오고, 속상해서 많이 울어요. 오빠하고는 말도 하기가 싫어요 말해봤자 싸움만 나니까 아예 상대하기가 싫죠. 엄마가 엉뚱한 소리 할 때마다 신경질이 나서 언성이 높아지지요. 엄마를 돌보는 일은 스트레스예요. 스트레스가 쌓여요. 늘 짜증이 나고 그러니까 죄 없는 애들한테만 소리 지르고 그러죠.

이렇듯이 한 명의 가족원이 치매노인의 돌봄에 대한 모든 책임과 부담을 혼자서 감수해야 하는 입장에 처해있었으므로 힘겹게 대처하고 있었으며, 돌봄에 대한 스트레스가 지속되었다.

혼자 하실 수 있는 게 하나도 없으니까 모든 걸 다 제가 해줘야 되요. 물 따라 먹는 것부터 그러니까 힘들죠. 나가지도 못하고, 나갔다가도 금방 들어와야 하고. 외출 같은 건 생각도 못해요. 엄마가 이러니까 자연히 친구들도 안 오게 되고 그래서 친구들하고도 멀어져요. 만나기도 싫고. 나 자신도 매사에 자신감도 없어지고 위축되고 소극적으로 변하는 거 같아요.

V. 논의

본 장에서는 본 연구에서 도출된 중심현상인 '도리의 굴레를 쓰고 헤쳐 나가기', 재가 치매노인을 돌보는 가족원들의 대처과 정과 전략, 그리고 대처유형에 관하여 차례로 논의하고자 한다. 아울러 본 연구결과의 간호학적 적용에 관하여 구체적으로 살펴 보고자 한다.

1. 중심현상: '도리의 굴레를 쓰고 헤쳐 나가기'에 관한 논의

본 연구에서는 재가치매노인을 돌보는 가족원을 대상으로 돌 봄 과정에서 나타나는 대처과정을 확인하였다. 이러한 대처과정 에서의 핵심범주는 '도리의 굴레를 쓰고 헤쳐 나가기'로 도출되 었다.

치매노인을 돌보는 가족의 부담감은 다른 질환을 가진 가족에 비해 독특하다. 다른 치명적인 질환들은 시간적 제한이 있는 것에 비하여 치매는 수십 년까지 진행되기도 한다. 또한 다른 병들은 쇠 퇴의 과정을 예견할 수 있으며 외형적으로 그 아픈 정도가 눈에 보여서 가족들이 슬픔을 같이 느낄 수 있으나, 치매는 예측 불가능 한 증상의 연속이며 적어도 신체적으로는 오랜 기간 동안 정상적 인 것처럼 보이므로 가족들이 대처해나가는데 혼돈을 갖게 하기도 한다. 이에 따라 치매노인을 돌보는 가족들은 치매의 숨겨진 희생자라고 불리기도 한다. 이러한 치매노인을 돌보는 과정을 O'Donnel(2000)은 암울하고 긴 터널(long gray tunnel)이라고 표현하기도 하였는데, 본 연구에서도 치매노인을 돌보는 가족원들은 역할의 과중함, 분노감, 좌절감, 두려움, 그리고 죽고 싶은 마음이 들면서 비관을 하게 되는 우울감 등의 힘겨움을 호소하고 있었다.

그러나 이러한 고통에도 불구하고, 본 연구의 참여자들은 가족이라는 공동체의식을 강하게 가지고 치매노인을 돌보는 일을 자신들의 당연한 도리라고 굳게 믿으면서 감수하고 있었다. 이러한 가족의 도리가 하나의 관념으로서 뿌리 깊게 박혀있는 현상은 우리나라 고유의 가족에 대한 사회적 가치관에 의한 것이라고 볼 수 있겠다.

한국 사회에서 가족의 중요성은 이를 명시적으로 규범화한 유교의 영향으로 어떤 사회에서보다도 분명하게 드러난다. 즉, 유교적 사회질서에서 가족으로부터 분리된 개체로서의 개인은 인정되지 않는다. 유교적 전통사회에서는 가족주의-집단주의 윤리가 지배적이었다. 세대관계와 부부관계에 있어서 개인만의 이익 추구는 죄악시되었다. 뿐만 아니라 개인의 독립성과 자율성이 극도로 배격되고 있다. 유교적인 가족규범에서는 효를 백행의 근원이라고 강조하고 있다(최흥기, 1993).

이렇듯이 효를 중시하면서 가족관계의 통합성을 유지하려는 가족중심의 가치가 우선하는 문화적 특성으로 인하여 가족 중에 환자가 발생한 경우 가족들은 환자를 돌보는 역할을 기꺼이 맡아서 하게 된다. 따라서 어떤 어려움이 있다하더라도 가족들은 아픈 가족구성원을 위하여 그 고난을 헤치고 나가야만 하는 관념적 의무감을 가지게 되는 것이다. 이러한 현상은 외국문화와의 비교연구에서 노인봉양의 한 속성으로 가족 중 한 사람의 희생이 요구된다는 우리나라 문화의 특성을 제시한 성규탁(1995)과, 치매노인을 모시는 가족들의 주된 부양의식이 도리·의무 그리고 책임·희생이라고 한 조남옥(1996)의 연구결과에서도 일부 제시되고 있다.

본 연구에서 '도리의 굴레를 쓰고 헤쳐 나가기'라는 중심현상도 이러한 사회적, 문화적 가치관과 그 맥락을 반영하는 것이라고 하겠다. 굴레의 사전적 의미는 말과 소의 목에 고삐에 걸쳐 얽어매는 줄을 말하는데, 일반적으로 어떤 일에 얽매여 구속을 받는 것을 의미하는 것이다. 본 연구에서 '도리의 굴레를 쓴다는 것'의 의미는 윤리적 차원에서 가족이기 때문에 해야 할 도리를 지키기 위해서 치매노인을 수발하는 일에 얽매이고 구속을 받는 상태를 뜻하는 것이다. 이러한 가족으로서의 의무감에 대한 사회적 가치관과 돌봄의 어려움을 다룬 것으로, 같은 동양권인 일본에서도 유사한 연구결과가 제시된 바가 있다. 즉, 치매노인을 돌보는 일본여성에 대한 연구에서 가족들의 한 손에는 돌봄에 대한 사회적 가치관을, 다른 손에는 돌봄에 따른 고통을 갖고 있는 본질적인 모순이 내재되어 있다고 하였다. 이러한 모순은 전체 돌봄 궤도에 스며들어 있는데, 시간이 경과함에 따라 가족들은 돌봄에 대한 증가되는 요구로부터 자신의 안녕감에 부과되는 희생뿐만 아니라 치매노인에 대한 정서적 애착과 가족으로서의 의무감 사이에서 많은 스트레스가 야기된다고 하였다(Corbin, 2000에서 재인용).

외국의 경우에는 치매노인을 돌보는 가족원이 대부분 배우자나 딸이었던 것에 비해서(Lund & Caserta, 1985; Horowitz, 1985), 본 연구에서는 연구 참여자가 모두 여성이었으며, 며느리, 배우자, 딸, 기타의 순으로 나타났다. 며느리 중에서는 특히 맏며느리가 대부분을 차지하고 있었는데, 이는 아직까지 장자와 맏며느리가 부모봉양에 있어서 도리의 굴레를 쓰는 비중이 높은 것으로 확인되었다. 치매노인과의 관계와 부담감에 대한 연구(마정수, 1995; 성인신, 1994; 이영자, 1991)에서 보면 다른 가족원들보다 며느리들이 더 큰 부담감을 경험하는 것으로 나타나고 있다. 그리고 나이가 많은 배우자들이 건강과 자원의 부족으로 자녀들보다 더 큰 스트레스를 경험한다고 보고한 연구(Motenko, 1989)도 있다.

그럼에도 불구하고 본 연구에서 이렇게 치매노인을 돌보는 가족원이 모두 여성이고, 맏며느리와 배우자가 노인수발에 있어서 대부분을 차지하는 것은 여성의 헌신을 중요시했던 가부장제의 전통적 유교사상에서 그 근원을 찾아볼 수 있겠다. 가부장제는 조선시대로부터 그 유래가 시작되는데, 조선사회에서는 신유교주의를 국교로 받아들이면서 가부장적 사회질서를 내면화하는 과정에서 여성의 지위는 사회로부터 소외되기 시작하였다. 그 후부터 여성은 사회적, 경제적으로뿐만 아니라 개인생활에 있어서도 질곡에 들어서야 했다. 따라서 이 시대의 여성은 현모양처의 이념과 삼종지도의 원칙을 따라가야만 했다. 물론 이러한 규범은 현대에 들어와서 많은 변화를 가져오기는 하였지만, 그 단단한 뿌리는 여전히 강력하게 자리를 잡고 있어서 여성들조차도 그러한 유교적 담론의 틀 속에서 벗어나지 못하고 있다. 이에 따라 현대 한국인 중에서 스스로 유교주의자라고 자칭하는 사람들은 극소수일지라도, 대부분의 한국인은 일상생활에서 의식적

으로 혹은 무의식적으로 유교적 가치관을 따르고 있다(여성한국
사회연구회, 2000).

이러한 유교사상에서 부모봉양과 관련된 남성들의 가부장적
관념은 부모에 대한 효라는 한 방향으로 작용되지만, 여성의 경
우에는 부모와 남편에 연결된 이중의 굴레로 작용됨을 알 수 있
다. 이러한 여성의 극단적 헌신자체를 이상으로 여기는 가부장
적 관념은 현재까지 영향을 미치고 있어서 여성으로 하여금 가
사 및 사회생활에 있어서 자신을 유교적 담론의 틀 안에서 머물
게 만들었다(김진명, 1995). 본 연구에서도 치매노인을 돌보는
가족원이 배우자인 경우에 일부종사와 모범적인 어머니상에 대
한 관념이 강하게 나타났다. 또한 며느리인 경우에도 치매노인
을 돌보는 일을 기꺼이 자원하지는 않지만, 며느리로서의 도리
와 책임을 다해야 한다는 강한 신념을 갖고 있었다. 그런데 이
경우에 있어서 부모봉양의 책임을 가진 장자인 경우에는 명목상
으로만 그 역할책임자로 되어 있으며, 모든 실질적인 치매노인
의 돌봄은 며느리인 아내에게 떠넘기는 경우가 많아서 심각한
부부갈등으로 치닫기도 하였다.

2. 재가 치매노인을 돌보는 가족원의 대처전략에 관한 논의

본 연구의 참여자들은 치매노인의 돌봄에 대하여 단순히 도리의 굴레로 인해 구속받는 상태에 머무는 것이 아니라, 나름대로 치매노인을 돌보면서 유발되는 힘겨움을 극복하기 위한 노력들을 하고 있었다. 이러한 노력으로 본 연구에서 돌봄 과정에서 확인된 대처는 '도움 찾기', '정서적 환기하기', '기분 전환하기', '신앙에 의지하기', '애정으로 대하기', '역할조정하기', '문제행동 관리하기', '상황 재정의 하기', '소망하기', '투사하기', '마음 비우기' 등이었다.

이러한 대처행위들은 크게 세 측면의 스트레스를 해결하기 위한 것으로 분석되었다. 이들은 역할의 과중함을 해결하기 위한 노력, 돌봄에 따른 정신적 고통을 경감시키기 위한 노력, 그리고 치매노인의 문제행동에 대한 관리노력 등이었다.

Lazarus와 Folkman(1984)은 대처유형을 크게 정서 집중적 대처와 문제집중적 대처 등 두 가지로 제시하고 있는데, 본 연구에서 확인된 돌봄에 따른 정신적 고통을 경감시키기 위한 노력은 전자에 해당되며, 역할의 과중함을 해결하기 위한 노력과 치매노인의 문제행동에 대한 관리노력은 후자에 속하는 것이라 할 수 있다.

치매가족들이 사용하는 대처행위 중에서 적응을 잘하는 가족들이 많이 사용하는 것은 역할분담을 줄일 수 있는 실질적인 도움추구와 사회적 지지, 인지적 재평가노력, 종교에 의존하기, 자신감 갖기, 이완이나 수용하기, 격려형 대처 등이 있다. 그리고 적응을 잘하지 못하는 가족들에서는 소망적 사고, 환상이나 비난, 그리고 냉소적이거나 직접적인 행동 취하기 등(Williamson & Schulz, 1993; Wright 등, 1991; Neundorfer, 1991; Quayhagen & Quayhagen, 1988; Pratt 등, 1985; Vitaliano 등, 1985)이 나타났다.

그런데 본 연구에서 나타난 대처행위들 중에서 적응을 잘하고 있는 가족원에게서 특징적으로 나타나는 대처는 역할조정하기, 상황 재정의 하기, 도움 찾기, 그리고 애정으로 대하기였다. 반면 적응을 잘 하지 못하는 가족원들에게서는 투사하기, 문제행동 관리하기 중에서 통제하기, 정서적 환기하기 등의 대처행위들이 특징적으로 사용되었다.

본 연구와 선행 연구들에서 제시된 전략들을 살펴보면, 우리나라 사람들은 비교적 가족이나 사회적 지지를 요청하는 도움추구에 소극적인 것을 알 수 있다. 이는 우리나라 사람들은 어려움에 직면했을 때 외부로부터 적극적으로 도움을 구하기보다는 혼자서나 혹은 가족 내에서 스스로 해결하려는 성향이 강하기 때문에 외면적 대처전략 보다 내면적 대처전략을 보다 자주 사용한다고 한 이은희(1998)의 연구결과에서도 뒷받침하고 있는 특성이다. 그런데 이러한 결과는 노인봉양의 책임이 언제나 사회가 아닌 가족에게 우선적으로 부과되었던 문화적 특성으로 인하여, 외국에 비해서 가족원들이 도움을 받을 수 있는 복지 차원에서의 외부여건이 마련되어 있지 못하기 때문에 형성된 특성으로 보인다. 실제로 본 연구에서 참여자들은 돌봄 과정에서 도움을 받고 싶지만 구체적인 방법을 알지 못해서 시도조차 하지

않은 경우가 있었다. 본 연구에서 재가 치매노인을 돌보는 가족
원들은 다른 가족구성원들이 자발적으로 지원과 협조 등의 역할
분담을 해주기를 원하고 있었으며, 이러한 기대가 원활하게 충
족되지 않을 때에는 비난이나 투사를 하는 대처패턴을 보였는
데, 이러한 현상은 특히 가족원이 며느리인 경우에 두드러지게
나타났다.

따라서 본 연구에서 긍정적인 대처행위로 나타난 역할조정하
기는 가족을 활용하기보다는 가정부나 간병인 등의 다른 인력을
활용함으로써 이루어졌다.

한편, 정현숙(1998)과 Hinrichsen과 Niederehe(1994)의 연구에
서 대처전략을 크게 세 가지 즉, 적극적 관리, 비평, 그리고 격
려로 구분하였다. 이 중 치매노인을 대화에 참여시키거나 긍정
적인 면을 보려는 대처 즉, 격려(Encouragement)를 많이 사용하
는 가족은 돌봄의 부담감을 덜 느끼며, 우울 정도가 낮고, 치매
노인을 시설에 위탁하는 비율이 낮다고 보고한 바 있다. 본 연
구에서는 '애정으로 대하기'가 긍정적인 대처전략으로 제시되었
는데, 이는 치매노인에 대해서 정서적 건강을 유지시켜주기 위
하여 소일거리를 만들어주거나 꽃을 보여주는 등의 긍정적 자극
을 주기도 하며, 혹은 신체적 접촉이나 대화나누기 등의 애착행
위를 하는 행위들이다. 다른 한편으로 이러한 전략들은 가족원
들이 평정을 회복하고 치매노인을 진심으로 받아들이며, 자신이
해야 할 도리를 다하고 있다는 자부심을 느끼는 적응의 결과를
가져오게 하는 전략이었다.

그리고 Noonan, Sharon과 Tennstedt(1997)은 치매가족들이
돌봄에 대해 의미를 부여하는 경우에 우울증상이 적게 나타난다

는 연구결과를 제시한바 있는데, 본 연구에서도 돌봄에 대하여 긍정적인 해석을 하거나 의미를 부여하는 등의 인지적인 노력을 하는 참여자들이 돌봄에 잘 적응하는 것으로 확인되었다. 이들은 치매노인에게 '인생의 꽃'이라는 의미를 부여하거나 혹은 긍정적으로 치매노인을 받아들이려는 '상황 재정의 하기'를 하는 대처행위들을 보여주고 있다. 이와 같은 연구결과는 역할분담을 통하여 직접 돌봄으로 인한 가족원의 부담감을 줄이는 방법이 가능하지 않을 때 가족원 자신의 인지적인 노력으로 부담감에서 벗어나는 것이 가능한 것임을 보여주고 있다. 따라서 치매가족을 돌보는 가족원들을 위한 간호에서 본 연구에서 제시되고 있는 긍정적인 대처전략들을 이용하는 것은 의미가 있다고 본다.

그 외의 대처행위 중, 선행연구(Quayhagen & Quayhagen, 1988)에서 치매가족들이 돌봄에 따른 스트레스를 해결하기 위한 방법으로 환상(Fantasy)을 사용한다고 제시한 결과가 제시된 바 있으나, 이는 본 연구에서는 발견되지 않았다.

그리고 본 연구에서 나타난 다른 대처행위로 '소망하기'는 배우자인 참여자들에게서 공통적으로 나타난 것으로, 이는 증상이 호전되기를 기원하거나 더 이상 악화되지 않기를 소원하는 대처이다. 그런데 본 연구에서는 이 대처전략이 치매가족의 적응에 지대한 영향을 미치는 중요한 대처로 분석되지는 않았으나, Neundorfer(1991), Williamson과 Schulz(1993), Borden과 Berlin(1990)의 연구에서는 소망적 사고하기가 치매가족의 부적응과 관련이 있는 것으로 분석되었다. 그러므로 보다 세심하고 정확한 '소망하기'에 대한 관찰과, 이의 관계를 검증할 수 있는 후속연구가 필요로 된다고 생각한다.

한편, 국내연구결과에서 이강오(1999)는 치매가족의 부담감 극복으로 가장 많이 사용되는 대처는 가족이나 친지에게 호소하는 것이라고 하였는데, 본 연구에서도 치매노인을 돌보는 가족원들은 자신들의 돌봄에 따른 스트레스를 해결하기 위하여 가족이나 친척 그리고 가까운 이웃들에게 푸념이나 하소연하기 등의 대처행위를 전 과정에서 많이 사용하는 것으로 나타났다.

또한 스트레스를 해결해 나가기 위한 대처전략은 문화에 따라 달라지는 문화 구속적 특성을 가지고 있다. 여러 연구에서 백인들은 가족보다는 지지모임에 참석하거나 공식적 지지를 많이 요청하는 특성이 있는 반면, 흑인들은 가족으로부터 비공식적인 지지를 많이 받는다고 하였다(Connel, 1997; Cox, 1993; Hinrichsen & Ramirez, 1992; Wykle & Segall, 1991; Wood & Parham, 1990). 히스패닉은 백인에 비해서 자식의 의무를 강조하는 문화적 특성으로 인하여 백인들과는 다른 수동적 대처전략을 사용한다고 하였다(Strong, 1984). 그리고 Shaw 등(1997)은 동일한 대처전략을 사용할지라도 그 결과는 문화에 따라서 달라진다고 밝힌 바 있는데, 이는 개인주의, 독립성, 그리고 단언적 행위의 특성을 갖는 서양에 비해 동양에서는 가족의 상호의존성, 노인공경, 그리고 전통적인 가족역할의 수용 등의 문화적 특성을 가지기 때문이라고 하였다. 그리고 이윤로(1999)는 문화적 요인이 부양부담에 미치는 영향에 대한 그의 연구에서 미국에 비해 한국이 부양부담을 적게 느끼는 요인으로 자녀의 책임감과 확대가족의 영향력을 들 수 있으며, 반대로 미국이 한국에 비해 부양부담을 적게 느끼는 요인은 부모에 대한 애정과 공적 서비스의 활용이라고 하였다.

본 연구에서도 우리나라 고유의 문화적 특성으로 인하여 여자인 배우자나 며느리가 노인수발을 대부분 감수하는 특성을 보이고 있고, 가족들이 힘들어도 가능한 치매노인을 집에서 돌보기를 강력하게 희망하였으며, 공적 지지에 의존하기보다는, 소극적이고 내향적인 대처전략을 많이 사용하고 있음을 알 수 있다. 따라서 치매가족을 위한 간호중재 시 이러한 문화적 특성을 충분히 고려한 접근이 필요로 된다고 하겠다.

3. 재가 치매노인을 돌보는 가족원의 대처과정에 관한 논의

본 연구에서 가족원들은 치매노인을 돌보면서 여러 대처단계를 거치는 것으로 분석되었는데, 문제인식기, 돌봄 착수기, 분투기, 마음수습기, 부담조정기, 수용기 등의 여섯 단계로 구분되었다. 이러한 연구결과는 치매노인을 돌보는 가족원들의 대처과정이 고정적이거나 점진적인 변화가 아니라 비점진적이고 서로 순환하는 것 즉, 여러 요인에 의해서 영향을 받으면서 변하는 가변적인 특성을 갖고 있음을 알려주고 있다. 이 과정은 또한 모든 수발자가 획일적으로 같은 과정을 거치는 것이 아니라, 가족의 특성과 상황적 맥락에 따라서 그 과정의 기간과 정도가 달라지는 것으로 확인되었다.

이러한 단계의 다양성은 문화기술지적 접근에 의해 치매 돌봄의 과정을 분석한 김귀분과 이경희의 연구(1998), 조남옥(1996)의 현장연구에서도 제시된 바 있다. 즉, 김귀분과 이경희(1998)

는 치매의 돌봄이 어느 한 단계에서 머물거나 혹은 부정단계에서 긍정적 단계로의 진전만 있는 것이 아니라, 가족이나 사회의 지원에 따라 부정적 반응과 긍정적 반응을 끊임없이 전환하는 순환체계라고 하였다. 또한 조남옥(1996)은 진행단계에 따라 치매가족들은 의구심, 좌절과 우울, 갈등, 분노-폭발, 포기-순응 등 특징적으로 구별되는 단계들을 거친다고 하였다. 그런데 이러한 분류는 직접적으로 치매노인이 나타내는 문제증상의 정도에 따른 가족원의 심리적 반응에 초점을 두면서 구분한 것이기 때문에, 가족원들의 대처행태에 초점을 두고 분류한 본 연구의 과정과는 차이점이 있다고 하겠다. 즉, 본 연구는 치매노인을 돌보는 가족원이 사용하는 대처행위에 초점을 두면서 이러한 대처가 시간과 상황적 맥락에 따라 어떻게 변화되어 가는지를 심층적으로 분석하면서 대처의 단계를 구분하였다. 다시 말하면 본 연구의 결과로 제시되고 있는 대처과정은 치매노인이 보이는 증상에 의해서만 달라지는 것이 아니라, 치매노인과 가족원과의 상호작용, 가족구성원간의 상호작용, 가족을 둘러싼 사회와의 상호작용, 그리고 가족원 스스로 문제를 해결해 나가고자 하는 대처의지와 능력정도 등에 의해서 달라지는 것임을 보여주는 것이라고 하겠다.

한편, 만성질환이 있는 노인을 돌보는 가족의 돌봄 과정에 대한 연구에서 김성혁(1995)은 가족들이 충격기를 거쳐서 타협기, 추구기, 절망기 그리고 수용기의 단계를 갖는다고 하였다. 이러한 결과는 이 연구대상자들이 대부분 뇌졸중을 앓는 환자의 가족들로서 환자가 발병하여 기동장애를 일으키는 시점에서 의료기관의 진단을 받기까지 환자상태의 변화를 충격으로 받아들이게 되고 이로써 돌봄 과정이 시작된다는 것이다.

　이 연구결과는 질병과 환자상태, 변화의 속도, 질병에 대한 가족의 인식 등에 따라서 돌봄의 과정과 대처가 달라진다는 것을 잘 보여주는 것이다. 즉, 치매는 기동장애를 보이는 뇌졸중에 비해서 그 진행속도가 느려서 서서히 나타나기 때문에 가족들이 이를 충격적으로 받아들이지는 않는다. 또한 치매는 노화과정이나 혹은 불치병으로 가족들이 인식하기 때문에 의학적 치료의 필요성에 대한 인식이 크지 않기 때문에 이에 대한 가족의 대처양상도 위의 연구에서와는 다르게 나타난다. 따라서 대처를 필요로 하는 상황과 대상의 특성에 의해서 스트레스에 반응하는 대처전략이 달라진다는 것을 본 연구와 이러한 선행연구결과를 비교함으로써 증명할 수 있겠다.

　이러한 치매노인의 돌봄과 대처과정에 대한 외국의 연구를 살펴보면, Wuest 등(1994)은 연속선상에서 '친밀감에서 멀리함'의 단계로 이동한다고 하였으며, 이러한 상호작용을 '여명기-지속기-포기기'의 차원을 가진 '타인이 되어감(becoming stranger)'이라고 하였다.

　그리고 Wilson(1989)도 가족들의 돌봄 과정을 "위기에서의 생존"으로 명명하면서 세 단계로 구분하였는데, 이들은 수락기, 진행기, 그리고 마지막으로 치매노인을 요양원에 보내는 종료기이다.

　위의 두 연구결과를 분석해보면 치매노인이 있는 가족들은 초기에는 자신들이 치매노인을 맡아서 돌보기로 결심하고 가정에서 시행착오를 겪으면서 돌봄을 지속하다가 결국에는 포기하고 치매노인을 시설에 위탁하는 과정을 공통적으로 보이고 있다.

이 결과는 물론 치매노인을 시설에 보내는 가족들만을 대상으로 하여 실시한 것이 본 연구와는 다른 점이었다. 그러나 이러한 돌봄 과정에서 가족과 치매노인들은 친밀했던 관계로부터 타인으로 되어 가는 변화를 보여주고 있는 것이 특징적으로 나타났다. 이에 대해서 본 연구의 가족원들은 치매노인과의 친밀한 관계에는 변함이 없다고 하였으며, 적응을 잘하는 가족원과 그렇지 않은 가족원 모두 공통적으로 치매노인에게는 안타까움과 측은한 마음이 든다고 하였는데, 이는 외국의 연구결과와는 대비되는 점이기도 하며, 아울러 치매노인을 끝까지 집에서 모실 수 있는 한 이유가 되기도 하였다.

본 연구에서 돌봄의 초기단계에서 가족원들은 치매노인에게 상황을 인식시키기 위한 대처를 하는 것으로 분석되었다. 이러한 대처는 초기에 문제행동을 보이는 치매노인에 대하여 가족원들이 병적 상태라고 인식하지 못하며, 치매노인이 정상적인 생활을 지속하는 것이 가능하다고 기대하기 때문에 시도되는 것이었다. 즉, 가족들은 단순한 기억력 감퇴나 노화과정에서 나타나는 건망증 등으로 치매노인의 행위를 해석하기 때문에 정상적인 방법으로 치매노인에 대해서 감싸거나, 설명하고, 확인시켜줌으로써 현실에 대한 오리엔테이션을 유지하게 하려고 노력하였다. 이러한 대처는 Wuest 등(1994)의 연구에서 돌봄의 초기단계인 여명기에 나타난 속성을 설명하기, 확인시키기, 감싸기로 분석한 것과 일치한다. 그런데 이러한 상황 인식시키기의 대처는 치매노인과의 관계에서 갈등이 심화되는 요인이 되기도 하였다. 왜냐하면 치매노인은 정상 상태가 아닌데, 가족들은 치매노인을 정상적으로 대하려는 대처를 하기 때문에 이인관계의 상호작용에서 불협화음이 발생하는 결과를 초래하는 것이다. 이러한 초기대처가 효과적이지 않을 때 가족들은 당혹감과 좌절감을 경험하면서 서서히 치매노인의 병적 상태를 인정하였다. Orona(1997)는 치매노인가족의 초기반응에서 가족 중 한 사람이 치매에 걸렸다는 사실을 무시하거나 부정하는 한편, 치매로 인한 이상행동을 정당화하려는 노력을 한다고 하였는데, 본 연구에서는 대부분의 참여자들이 초기에 치매를 병적 상태가 아닌 노화과정으로 해석하고 받아들이는 태도를 보이기는 하였지만, 굳이 부정하려는 대처는 나타나지 않았다. 즉, 치매에 대해서 오명감을 갖는 가족원은 한 명의 대상자를 제외하고는 없었다.

이러한 초기단계들에서 나타난 대처전략들은 치매노인의 문제 증상에 따라서 직접적으로 결정이 되었음을 알 수 있다. 즉, 가족원과 치매노인과의 이인관계에서 즉각적이고 상대적인 대처전략을 많이 사용하고 있음을 알 수 있다. 그러나 시간이 경과할수록 가족원들은 치매노인에 대한 즉각적인 반응으로서의 대처보다는 스스로 내면적으로 정신적인 고통을 조절해 나가려는 대처를 많이 사용하고 있었다.

초기단계에서 치매에 대한 가족의 인식은 가족원과 가족의 대처에 영향을 미치는 요인이었는데, 치매를 질병이라고 인식하는 가족들은 치매에 대한 진단과 치료를 받기 위하여 전문가에게 의뢰하는 등의 도움 찾기의 대처를 실시하였으나, 치매를 단순한 노화과정으로 인식하는 가족들은 이러한 대처는 시도하지 않았다.

한편 Wilson(1989)은 그의 연구에서 돌봄의 단계를 세 단계로 구분하고, 각 단계에 따라 사용되는 대처전략을 제시하였다. 초기에는 독백, 위로 구하기 및 부담감 벗어내기를 하였으며, 진행기에는 자신의 일에 몰두함, 선택적인 자원의 사용 및 보호적 통제를 한다고 하였다. 그리고 마지막 단계에서는 통제의 포기, 체념하기 및 위탁하기 등의 대처가 특징적으로 사용된다고 하였다. 본 연구결과는 **Wilson**의 연구보다는 대처단계를 더욱 세분화하고 있는데, 즉 치매노인의 문제를 인식하는 단계에서부터 돌봄 역할을 맡기로 결정하는 착수기로 초기 단계를 구분하였다. 그리고 중간단계도 마찬가지로 분투기와 마음수습기로 세분화하였고, 이어서 적응으로 이어지는 단계를 부담조정기와 수용기로 구분한 후에 이러한 단계까지 이르지 못할 때에는 다시 전 단계로 회환하는 특성을 보여주고 있는데, 이러한 점이 이제까지의 선행연구들과 구별되는 점이라고 하겠다. 즉, 대처의 가변적인 특성과 비점진적인 회환과정을 보여주고 있으므로 보다 치매노인을 돌보는 가족원을 정확하고 섬세하게 파악할 수 있는 틀을 제시하고 있다고 본다. 아울러 이러한 대처과정과 특정대처전략의 구분은 치매노인을 돌보는 가족원을 도와주기 위한 프로그램에서 각 단계에 따라 구체적으로 어떻게 접근해야 하는지에 대한 정보를 구체적으로 제공해주고 있으므로, 일반적이고 표준화된 간호가 아닌 개별적인 맞춤간호(tailored nursing)를 제공할 수 있는 근거를 마련한 것에 그 의의를 둘 수 있겠다.

4. 재가 치매노인을 돌보는 가족원의 대처유형에 관한 논의

　재가 치매노인을 돌보는 가족원들의 대처유형은 여러 가지 영향하는 요인들에 의해서 다르게 나타났다. 이러한 영향요인에는 본 연구에서 중재적 조건으로 제시되었던 가족의 지지, 경제적 상태, 치매노인과의 관계, 가족원의 건강상태, 치매에 대한 가족의 인식, 그리고 전통적 여성역할에 대한 고정관념이 포함되었다. 그런데 이러한 조건 중에서도 대처유형을 다르게 했던 가장 강력한 변수는 가족의 지지와 경제적 상태였다. 즉, 가족의 지지와 경제적 상태가 양호한 가족원들은 적응을 잘하는 대처유형인 적극적 역할분담형과 의미부여형이었으며, 이와는 반대로 가족의 지지가 낮고 경제적 상태가 곤궁한 가족원들은 적응을 잘하지 못하는 비관형으로 분류되었다.

　한편, 대처유형의 하나인 헌신형에서는 경제적 상태가 열악하였으나 가족의 지지는 원활한 편이었는데, 이 유형 내에서의 적응여부는 가족원의 건강상태에 따라서 영향을 받고 있었다. 그리고 다른 중재적 조건들도 강력하지는 않지만 역시 가족원의 적응에 영향을 미치는 것으로 파악되었다. 이러한 연구결과를 볼 때 치매가족에 대한 평가 시 본 연구에서 제시되고 있는 중재적 조건에 대한 사정이 포함되어야 할 것으로 여겨진다.

　이러한 중재적 조건이 치매노인을 돌보는 가족원의 대처유형에 영향을 미친다는 연구결과는 가족원의 대처전략이 치매노인의 문제행동이나 가족원 자신의 반응 등 이인관계로만 결정되는 것이 아니라, 이들을 둘러싸고 있는 여러 가지 가족적, 사회적, 문화적 요인들과의 상호작용을 통해서 결정이 된다는 것을 밝히고 있다. 가족을 포함한 사회적 지지가 위기에서의 가족의 적응에 영향을 미친다는 사실은 여러 연구(방숙명, 1995; 정추자, 1992; 김희순, 1988)에서 제시되고 있지만, 본 연구는 특히 장기간 돌봄을 지속해야 하는 치매노인의 가족원들에게는 매우 중요한 영향요인으로서 지적하고 있다. 그런데 본 연구에서는 대부분의 가족원들이 공적 지지가 아닌 가족의 지지에 의존하고 있었고, 단지 한 명의 연구 참여자만이 공적 지지를 받고 있었으므로 가족의 지지로 국한하여 분석하였다. 이러한 결과는 서문경애(2000)의 연구에서 적응에 영향을 미치는 결정요인으로 가족의 관리자원을 제시하고 있는데, 치매노인을 돌보는 가족들의 이러한 관리자원에 대한 인지에서 사회적 지지에 대한 인지가 가장 높고 그 다음이 가족지지에 대한 인지, 친척지지에 대한 인지 순이라고 밝힌 연구결과와 일치하지는 않았다.

본 연구의 대처유형의 분류에서 제외된 한 명의 참여자는 가족의 지지를 받을 수 있는 상황이 아니었고, 경제적 상태도 매우 열악하여 공적 지지를 받으면서 치매노인을 돌보고 있었다. 이 참여자가 수혜 받고 있는 구체적인 공적 부조의 내용으로는 생활보호대상자로 선정되어 주거시설과 경제적 지원이 있었으며, 가정도우미 서비스가 있었다. 이러한 공적 지지의 수혜 결과 이 참여자는 비교적 잘 돌봄에 적응해나가고 있었는데, 이는 대처유형 중 비관형에 속하는 참여자들이 적응을 잘하지 못하는 것과 매우 대조적이었다. 따라서 이러한 결과는 치매노인을 돌보는 가족의 적응을 촉진시키는데 있어서 미흡한 가족의 지지와 열악한 경제적 상태를 보완해 줄 수 있는 공적지지를 마련해야 하는 당위성에 대한 근거를 제공하는데 도움이 될 수 있을 것으로 생각된다.

이상의 논의를 종합해보면, 치매노인을 돌보는 가족원들의 대처과정과 행위는 스트레스원과 상황적 특성에 따라서 달라진다고 볼 수 있겠다. 그리고 이러한 대처들은 가족원들의 적응과 밀접한 관계가 있음을 알 수 있다. 따라서 이러한 대처를 심층적으로 분석하고, 대처를 긍정적으로 사용할 수 있도록 하여, 치매노인을 돌보는 가족원들이 돌봄으로 인한 힘겨움에서 벗어날 수 있도록 도와주는 간호의 마련이 시급하다고 생각한다.

5. 본 연구의 간호학적 적용

본 연구에서는 재가 치매노인을 돌보는 가족원들의 대처단계와 대처행위를 분석하였으며, 또한 가족원들의 대처유형과 이에 영향을 미치는 변수들을 확인하였다. 이에 본 장에서는 본 연구 결과들을 어떻게 간호에 적용시킬 수 있을 지에 대한 방안을 모색해보고자 한다.

간호 실무측면에서 이러한 대처과정의 구분은 대처단계에 따른 개별적이고 특정적인 간호중재 프로그램의 필요성을 시사해주고 있다. 따라서 간호사는 교육 및 상담, 시범, 지지모임, 의뢰, 그리고 예측적 안내(anticipatory guidance) 등의 다양한 간호방법을 동원해서 치매노인을 돌보는 가족원들을 도와줄 수 있다.

본 연구결과를 적용하여 구체적인 대처단계에 따른 간호중재의 방향을 제시하면 다음과 같다.

대처단계의 첫 단계인 문제인식기에서는 가족원을 포함한 가족들이 정확하고 신속하게 치매노인의 상태를 파악하여 효율적으로 대처할 수 있도록 치매진단 및 교육과 상담을 하는 간호에 초점을 두는 것이 바람직하다. 이를 위해서 필요한 경우에는 병원이나 타전문가에게 의뢰를 실시하여 정확한 치매진단을 받을 수 있도록 도와주어야 할 것이다.

두 번째 단계인 돌봄 착수기에서는 치매노인에게 안정적인 돌봄 환경이 마련되도록 가족들을 격려하며, 아울러 시행착오를 겪지 않도록 예측적 안내를 통해서 치매노인 간호에 필요로 되는 구체적인 지식과 기술을 알려주어야 할 것이다. 그리고 치매노인을 돌보면서 도움을 받을 수 있는 출처를 미리 알려주어 필요한 경우 도움을 요청할 수 있도록 가족원을 준비시켜야 할 것이다.

세 번째 단계인 분투기에서는 치매노인의 문제행동의 강도와 빈도가 더욱 심각해지는 단계이므로, 예상되는 치매노인의 예후와 이에 대처해야 하는 일반적인 방법을 알려주거나, 가족원 스스로가 개별적인 대처전략을 찾도록 도와주어야 할 것이다.

다음 마음수습기에는 돌봄으로 인한 정신적 고통을 경감할 수 있는 긍정적인 대처전략을 사용할 수 있도록 대비시켜야 할 것이다. 또한 가족들의 이야기를 경청하면서 위로해주는 역할도 담당해야 할뿐만 아니라, 가족들이 스트레스를 적절하게 해소할 수 있는 기분전환의 방법을 찾도록 도와주는 길잡이 역할을 해야 할 것이다. 그리고 치매자조모임에 참석하도록 격려하여 같은 상황에 있는 가족원들이 모여서 동병상련을 느끼며, 실패와 성공사례들을 서로 공유하도록 마련해주는 것도 유용한 간호가 될 것이다.

그리고 부담조정기에는 역할분담을 효율적으로 잘 하기 위하여 가족 내에서와 외적자원의 이용능력을 가질 수 있도록 구체적인 대안과 아이디어를 제공하여, 한 명의 가족원에게만 전가되는 역할편중의 문제를 해결하도록 도와주어야 한다. 또한 가족간에 갈등이나 불협화음이 발생하지 않도록 서로 개방된 대화를 나눌 수 있도록 격려하고, 효과적으로 의사소통하는 방법에 대해서도 상담해주는 것이 필요하다.

마지막 단계인 수용기에서는 인지치료 등을 통해서 가족원이 자신의 상황에 대하여 의미를 부여하거나, 긍정적으로 재평가하도록 도와주는 것이 바람직할 것이다. 그리고 치매노인에 대해서 문제행동관리에만 초점을 두기보다는 치매노인을 애정으로 대할 수 있는 구체적인 방안을 제시해주어 치매노인과 돌봄 역할을 잘 수용할 수 있도록 안내해야 할 것이다.

한편, 치매노인을 돌보는 가족원의 대처유형은 본 연구에서 제시되고 있는 중재적 조건 즉, 가족의 지지, 경제적 상태, 가족원의 건강상태, 전통적인 여성역할에 대한 고정관념, 치매에 대한 가족의 인식, 그리고 치매노인과의 관계 등에 의해서 다르게 구분되었다. 그리고 이러한 유형에 따라 대처행위와 적응의 정도도 다르게 나타났다. 따라서 가족원들의 대처유형에 따라서 다양한 간호를 실시하는 것에 본 연구결과를 적용할 수 있겠다.

특히 본 연구에서 대처유형에 영향을 미치는 중재적 조건 중에서 가족의 지지와 경제적 상태는 치매노인을 직접 돌보는 가족원의 적응과 밀접한 관계가 있음을 확인하였다. 즉, 가족의 지지와 경제적 상태가 양호한 가족원들은 효과적인 역할조정을 하면서 적응을 잘하는 반면에, 두 영향요인이 양호하지 못한 가족원들은 심한 스트레스를 경험하면서 돌봄에 잘 적응을 하지 못하고 있었다. 따라서 이러한 연구결과를 적용하여 중재적 조건을 변화시키거나 보완함으로써 돌봄에 따른 치매노인 가족원들의 스트레스를 감소시키고, 적응을 촉진하여 삶의 질을 유지할 수 있도록 하는 간호전략이 수립되어야 하겠다.

본 연구에서 제시된 다섯 유형 중에서 적응을 잘하지 못하는 헌신형, 의무방어형, 그리고 비관형에 속하는 가족원들을 위한 간호전략을 살펴보면 다음과 같다.

즉, 헌신형에 속하는 가족원들에게는 경제적 어려움을 도와줄 수 있는 공적 부조가 필요로 된다. 아울러 가족원의 건강상태가 좋지 않은 경우 적응에 어려움이 있었으므로 돌봄에 따른 신체적 힘겨움을 대신해 줄 수 있는 가정 도우미 등의 지원을 해주는 것이 바람직하겠다.

그리고 의무방어형에 속하는 가족원들은 치매노인과의 관계가 모두 고부관계로서 전통적 며느리 역할에 대한 고정관념이 강한 반면에, 남편을 비롯한 시집식구들의 지원 부족에 대한 불만이 컸으므로 우선적으로 가족 내에서 지지를 얻어낼 수 있는 효과적인 의사소통기술 및 역할분담을 할 수 있는 구체적인 방안을 마련하도록 도와주어야 할 것이다. 그리고 며느리인 경우에는 남편과 시집식구들로부터 경제적 등의 유형의 지원뿐만 아니라,

칭찬이나 격려, 그리고 노고에 대한 인정 등 무형의 지지를 받기를 기대하고 있었다. 따라서 이러한 요구를 충족시켜주기 위하여 가족원을 포함한 다른 가족구성원들에 대한 상담 등을 실시할 필요가 있겠다.

그리고 마지막으로 비관형에 속하는 가족원들은 가족의 지지와 경제적 상태가 매우 열악하였으므로, 이를 위한 구체적인 간호중재로 우선적으로 가족의 지지를 대신할 수 있는 사회적 지지체계를 마련해야 할 것이다. 특히 이들 가족원들은 자신들의 여건이 열악함에도 불구하고 치매노인을 가정에서 돌보기를 희망하는 한편, 치매노인을 요양시설에 위탁하는 것에 대해서는 가족으로서 할 도리가 아니라고 생각하여 강한 거부감을 갖고 있는 것으로 본 연구결과 나타났다. 따라서 이러한 문화적 특성을 고려해서 치매노인을 요양시설에 보낼 것이 아니라, 치매노인을 가정에서 돌보면서 도움을 받을 수 있도록 가정도우미 등을 활용한 시간제 휴식간호(respite care), 또는 단기보호나 주간보호시설 등 가족원의 역할편중과 힘겨움을 감소시킬 수 있는 공적차원의 지지가 시급하다. 그리고 가족원의 경제적 어려움을 도와주기 위해서는 치매노인부양수당지급 등 국가 정책적 차원에서의 방안이 마련되어야 할 것이다.

한편, 간호교육측면에서는 이러한 연구결과를 근거로 하여 치매노인을 돌보는 가족원의 역할을 감소시키고 대신해 줄 수 있는 치매 전문 간호사를 준비시켜야 할 것이다.

이러한 역할을 담당할 수 있는 간호 인력으로는 가정에서 치매노인을 돌보기를 희망하는 가족들의 요구를 수용하면서 가족원의 부담감을 줄여주기 위해서는 가정을 직접 방문하면서 간호를 수행할 수 있는 가정간호사들과, 지역사회를 거점으로 하는 지역사회간호사, 그리고 정신 전문 간호사가 가장 적합한 간호 인력이라고 생각한다.

따라서 이들 간호사들을 특별히 교육시켜서 치매노인과 마찬가지로 이들을 돌보는 가족원 또한 간호대상자임을 인식시키고, 대처유형과 대처단계에 따른 가족원들의 부담감을 감소시킬 수 있도록 하는 간호를 제공하도록 해야 하겠다. 특히 본 연구에서 적응을 잘하는 가족원들이 사용하는 대처행위와, 적응을 잘하지 못하는 가족원들의 대처행위들을 반영시킨 간호프로그램을 실시하도록 해야 하겠다.

그리고 이들 치매 전문 간호사들을 위한 교과과정에는 과학적인 간호지식 및 기술뿐만 아니라. 대상자들과 함께 하면서 격려하고 위로해주며, 그들의 어려움을 경청해주면서 긍정적인 피드백을 줄 수 있도록 하기 위한 예술적 차원에서의 간호중재에 대한 내용이 포함되도록 해야 할 것이다. 아울러 본 연구에서 '상황 재정의 하기'가 긍정적인 대처행위로 제시되고 있음을 근거로 하여, 이들 대상자들에게 인지적 재평가를 하도록 도와주기 위한 인지치료를 수행할 수 있도록 준비시키는 교육이 이루어져야 할 것이다.

마지막으로, 간호연구측면에서 본 연구결과는 앞으로 치매가족을 돌보는 가족원의 대처능력정도를 평가할 수 있는 사정도구를 개발하는 것에 적용될 수 있을 것으로 생각된다. 따라서 본 연구결과에서 제시되고 있는 대처단계와 다양한 대처행위, 그리고 대처에 영향을 미치는 변수들을 근거로 하여 한국 상황에 타당하고, 신뢰도가 높은 대처도구를 개발하기 위한 계속적인 연구가 이루어져야 할 필요성을 제시한다.

VI. 결론 및 제언

본 연구는 재가 치매노인을 돌보는 가족원들이 돌봄 과정에서 경험하는 어려움을 이해하고, 이를 해결하기 위하여 사용하는 대처행위 및 과정을 파악하며, 마지막으로 대처유형을 심층적으로 서술, 분석함으로써 이에 관한 실체이론을 개발하기 위하여 시도되었다.

자료의 수집과 분석방법은 Strauss와 Corbin(1998)이 제시한 근거이론방법론에 따라서 이루어졌다.

주요 연구 질문은 "재가 치매노인을 돌보면서 가족원들은 어떻게 대처하는가?"였다.

본 연구의 참여자는 가정에서 치매노인을 직접 돌보는 17명의 여성이었으며, 치매노인과의 관계는 며느리, 배우자, 딸 등이었다.

자료 수집은 2000년 2월부터 2001년 2월까지 개인 심층면담을 통해 이루어졌다. 수집된 자료는 연구 참여자의 동의를 얻어 녹음을 한 후에 필사본을 작성한 후에 분석하였다.

연구결과는 다음과 같다.

1. 본 연구의 중심현상이며 핵심범주는 '도리의 굴레를 쓰고 헤쳐 나가기'였으며, '도리감수'와 '힘겨움'이 그 속성으로 파악되었다.

이러한 중심현상의 인과적 조건은 '치매노인의 문제행동'이었다. 그리고 가족원의 작용·상호작용을 촉진하거나 억제하는 중재적 조건에는 '가족의 지지', '경제적 상태', '가족원의 건강상태', '치매노인과의 관계', '치매에 대한 가족의 인식', 그리고 '전통적 여성역할에 대한 고정관념'이 포함되었다. 이 중 가족의 지지와 경제적 상태는 대처유형을 구분하는 강력한 영향요인이 었다.

2. 재가 치매노인을 돌보는 가족원의 대처전략은 크게 세 가지 측면으로 구분되었는데 즉, 역할의 과중함을 줄이기 위한 대처, 돌봄에 따른 정신적 고통을 조절하기 위한 대처, 그리고 치매노인의 문제행동을 조절하기 위한 대처였다. 이러한 전략에 따라 '도움 찾기', '정서적 환기하기', '기분 전환하기', '신앙에 의지하기', '애정으로 대하기', '역할조정하기', '문제행동 관리하기', '상황 재정의 하기', '소망하기', '투사하기', '마음 비우기' 등 11개의 대처행위가 분석되었는데, 본 연구에서 나타난 가족원의 긍정적인 대처행위로는 '역할조정하기', '상황 재정의 하기', '도움 찾기', 그리고 '애정으로 대하기' 등이었다.

3. 재가 치매노인을 돌보는 가족원의 대처과정은 문제인식기, 돌봄 착수기, 분투기, 마음수습기, 부담조정기, 그리고 수용기의 여섯 과정으로 확인되었다. 이들 대처단계는 역동적이며, 비선형적인 특성을 가지고 진행되는 것으로 분석되었다.

1) 문제인식기는 가족원들이 치매노인의 변화를 발견하면서 당혹감을 느끼고, 치매를 의심하며, 변화를 인정해 가는 단계이다. 이 과정에서 특징적으로 나타나는 대처전략은 치매노인에게 '상황 인식시키기'이다.

2) 돌봄 착수기는 가족원이 본격적으로 도리를 인정하면서 치

매노인을 책임지고 돌보기로 결정하고, 시행착오를 겪으면서 대처해 가는 단계인데, 이때 특징적으로 나타나는 대처전략은 '도움 찾기'와 '돌봄 환경의 조정'이다.

3) 분투기는 치매노인의 증상이 악화되면서 가족원이 치매와의 전쟁을 치르게 되는 단계인데, 이때 가족원들은 돌봄 역할에 대한 갈등을 가지게 된다. 이 단계에서 특징적으로 나타나는 대처전략은 '문제행동 관리하기'이다.

4) 마음수습기는 돌봄으로 인해서 발생하는 정신적 고통을 조절하기 위한 과정인데, 이때 가족원들은 '정서적 환기', '신앙에 의지하기', '기분전환하기', '소망하기' 그리고 '마음 다스리기' 등의 특징적인 대처전략을 사용하게 된다.

5) 부담조정기는 치매노인에 대한 직접 돌봄의 부담감을 줄이기 위하여 다른 인력을 돌봄에 참여시킴으로써 가족원의 역할의 과중함을 줄여나가는 과정인데, 이때의 특징적인 대처전략은 '역할조정하기'와 '투사하기'이다.

6) 수용기는 가족원들이 다양한 형태의 대처를 통해서 치매노인을 돌보는 자신의 역할과 치매노인을 끌어안는 단계인데, 이때 '상황 재정의 하기', '체념하기', 그리고 '애정으로 대하기' 등의 대처전략이 사용된다.

4. 재가 치매노인을 돌보는 대처과정에서 본 연구의 중재적 조건으로 제시된 '가족의 지지', '경제적 상태', '전통적 여성역할에 대한 고정관념', '치매노인과의 관계', '치매에 대한 가족의 인식', '가족원의 건강상태'에 따라 가족원들의 대처유형이 다르게 나타났다. 이 중에서 특히 가족의 지지와 경제적 상태는 대

처유형을 달리하는 강력한 영향요인이었다. 이 유형들은 각기 다른 대처전략과 결과를 나타내고 있는데, 본 연구에서는 다섯 유형이 파악되었다. 즉, 돌봄에 대한 역할분담을 합리적으로 해 나가는 '적극적 역할분담형, 돌봄을 긍정적으로 받아들이거나 의미를 부여하면서 대처하는 의미부여형', 자신을 희생하면서 헌신적으로 치매노인을 돌보는 형태인 '헌신형', 돌봄을 의무수행의 기대에 대한 방어적 수준에서 대처하는 '의무방어형', 그리고 마지막으로 돌봄 상황과 역할에 대해서 절망과 버거움을 갖고 있는 '비관형' 등으로 파악되었다. 이 유형 중 적극적 역할분담형, 의미부여형, 그리고 건강상태가 양호한 헌신형은 돌봄에 적응해 나가고 있었으며, 반대로 의무방어형, 비관형, 그리고 건강상태가 좋지 않은 헌신형은 적응해 나가는데 어려움을 겪고 있었다. 각 대처유형에 따라 대처전략이 다르게 사용되고 있었다.

5. 재가 치매노인을 돌보는 과정에 잘 적응하고 있는 가족원들의 특성으로는 치매노인을 돌보는 구체적인 기술을 터득하게 되면서 돌봄에 익숙해지고, 치매노인에 대해서는 애정이 지속되었다. 그리고 치매노인 돌봄이라는 상황위기 속에서 도리의 굴레를 쓰고 헤쳐 나가는 역할을 수행하는 것에 대해서 가족으로부터의 인정과 지지를 받고 있었다. 또한 이들 가족원들은 대처 과정에서 가족의 소중함을 느끼게 되고 가족애가 더욱 커지는 유익함을 경험하면서 평정을 회복하고 있었다.

반면에 돌봄에 잘 적응하지 못하는 가족원들의 특성으로는 치매노인에 대해서 분노와 연민이 교차되는 양가감정이 지속되고 있으며, 심인성 건강문제가 발생하기도 하고, 성격이 거칠어지거나 공격적으로 변하는 양상을 보였다. 그리고 돌봄에 비협조적인 다른 가족구성원들에 대해 원망과 서운함을 갖게 되면서 가족간에 갈등이 심화되어 돌봄에 대한 스트레스가 지속되고 있었다.

이러한 연구결과는 돌봄 과정에서 치매노인을 돌보는 가족들의 적응을 촉진시켜줄 수 있는 효과적인 간호중재개발에 유용한 근거를 제시해주고 있다.

본 연구결과를 토대로 앞으로 수행되어야 할 연구를 다음과 같이 제언한다.

제언 1: 본 연구에서 제한점으로 제시되고 있는 연구 참여자 선정의 범위를 넓히기 위해서 재가치매노인을 돌보는 가족뿐만 아니라, 치매노인을 시설에 위탁하는 가족을 대상으로 하여, 이들의 돌봄과 대처경험을 탐색하는 연구가 필요하다.

제언 2: 치매노인을 돌보는 가족원들의 대처단계와 대처유형을 평가할 수 있는 대처사정도구를 개발할 필요가 있다.

제언 3: 각 대처과정에서 나타나는 긍정적인 대처행위와, 대처유형에 영향을 미치는 중재적 조건들을 근거로 하여 이들을 격려하거나 변화시키는 간호중재를 실시하고, 이에 대한 간호효과 및 가족의 적응에 대한 변화를 분석하는 연구가 필요하다.

제언 4: 본 연구에서의 패러다임 모형에서 제시하고 있는 범주간의 관계를 검증하기 위한 양적 연구가 필요하다.

제언 5: 치매노인을 직접 돌보는 가족원뿐만 아니라 전체가족구
성원을 포함한 심층면담을 실시하여 전체 가족의 돌봄에 대한 상
호작용을 정확하고 포괄적으로 분석할 수 있는 연구가 필요하다.

참 고 문 헌

강현숙, 고금자, 김원옥, 김은심, 김순용, 김현리, 신순옥, 오상은, 원정숙, 이춘옥, 정민, 최남희(1999). 치매노인을 돌보는 며느리의 삶-해석학적 분석-. 대한간호학회지, 29(6), 1233-43.

권중돈(1994). 한국치매노인 가족의 부양부담 사정에 관한 연구. 연세대학교 대학원 박사학위논문.

김귀분, 이경희(1998). 노인성 치매환자의 돌봄 경험에 대한 문화기술지. 대한간호학회지, 28(4), 1047-1059.

김석현(1997). 치매노인요양시설의 공용부분에 관한 건축 계획적 연구: 배회복도를 중심으로. 한양대학교 대학원 석사학위논문.

김성혁(1995). 만성질환노인 가족의 돌봄에 관한 문화기술학적 연구. 중앙대학교 대학원 박사학위논문

김숙영, 이순희(1998). 치매노인을 간호하는 가족들의 경험연구. 성인간호학회지, 10(3), 492-505.

김순화(1999). 치매노인을 위한 복지정책에 관한 연구. 한양대학교 대학원 석사학위논문.

김윤정(1993). 치매노인의 장애기간과 부양자의 대처자원이 부양자의 부담 및 부양만족감에 미치는 영향. 이화여자대학교 대학원 석사학위논문.

김진명(1995). 굴레 속의 한국여성-향촌사회의 여성인류학-. 집문당.

김태현, 전길양(1995). 치매노인 가족의 부양 경험에 관한 연구. 한국노년학회지, 15(1), 15-27.

김태현, 전길양(1996). 치매노인 가족의 부양상황과 적응자원에 관한 연구. 대한가정학회지, 34(4), 145-60.

김현철(1998). 치매노인부양가족의 지지와 서비스 개입 방안. 한양대학교 대학원 석사학위논문.

김희순(1988). 정서 정보적 지지모임이 만성질환아 어머니의 스트레스에 미치는 영향. 연세대학교 대학원 박사학위논문.

김정희 역(1997). 스트레스와 평가 그리고 대처. 대광문화사.

마정수(1995). 치매노인의 문제행동이 가족스트레스에 미치는 영향. 이화여자대학교 대학원 석사학위논문.

문혜리(1992). 가정 내 치매노인 간호자의 실태분석과 사회 복지적 대응방안에 관한 연구. 충북대학교 대학원 석사학위논문

문혜리(1998). 치매노인 및 가족간호인의 삶의 질과 사회복지 지지대책에 관한 경로분석. 충북대학교 대학원 박사학위논문.

문희원, 고효진, 박종한(1991). 한국판 **Mini-Mental State Examination(MMSE-K)**상 치매진단이 불확실한 노인들. 신경정신의학, 30(3), 552-557.

박영신 역(1990). 사회과학의 상징적 교섭론. 민영사.

박순미(1999). 치매노인가족의 부양실태와 공식적. 비공식적 사회적 지지욕구. 경북대학교 대학원 석사학위논문

박종한, 고효진, 박영춘(1993). 경북 영일군 죽장면 노인들에서 세 단계 접근법을 이용한 **Alzheimer**형 치매 유병률의 재평가. 신경정신의학, 32(3), 430-438.

방숙명(1995). 고위험 가족선별을 위한 위험요인분석, 대한간호학회지, 25(2), 351-61.

서문경애(2000). 치매노인가족의 적응모형 구축. 연세대학교 대학원 박사학위논문.

서울대학교 지역의료체계 시범사업단(1994). 치매환자 관리사업개발.

성규탁(1995). 현대 한국인이 인식하는 효: 내용분석, 효사상 국제학술대회- 효 사상과 미래사회. 한국정신문화연구원, 451-75.

성인순(1994). 치매노인가족의 부담감에 관한 연구. 숙명여자대학교 산업대학원 석사학위논문.

신경림(1996), 질적 연구 평가기준, 대한간호학회지, 26(2), 497-505.

양주동(1977). 국어대사전. 서울, 선일문화사.

여성한국 사회연구회(2000). 가족과 한국 사회. 경문사.

유영미(1998). 노인성 치매환자의 가정간호요구. 경희대학교 대학원 석사학위논문.

유은정(1995). 노인성 치매환자 가족의 간호요구에 대한 연구. 서울대학교 대학원 석사학위논문.

윤유신(1999). 치매노인 정책에 관한 연구: 치매노인정책의 실태 및 재가복지서비스 중심으로. 성균관대학교 대학원 석사학위논문.

윤재춘(1997). 가정 내 치매노인 부양가족의 사회복지 욕구에 관한 연구. 숭실대학교 대학원 석사학위논문.

이강오(1999). 치매노인을 돌보는 가족원의 스트레스와 건강에 관한 연구. 정신간호학회지, 8(2), 384-98.

이영자(1991). 노인부양자 유형에 따른 스트레스 인지와 대처방안에 관한 연구. 성신여자대학교 석사학위논문.

이윤로(1999). 치매노인 가족부양부담의 한. 미 비교연구-문화적 요인이 부양부담에 미치는 영향-. 한국노년학회지, 19(1), 45-59.

이은희(1998). 치매노인부양가족원의 대처반응이 부양가족원의 생활만족도와 부양부담에 미치는 영향연구. 사회복지개발연구, 4(2), 148-67.

이인정(1989). 병약한 노인을 돌보는 가족보호자의 부담에 관한 연구-일차적 보호자의 유형에 따른 비교. 한국사회복지학, 14, 163-97.

장덕민(1996). 치매노인 부양자의 부양부담에 관한 연구; 정산노인 부양자의 비교. 연세대학교 대학원 석사학위논문.

장연신(1999). 치매노인과 뇌졸중노인 부양자의 부양부담에 미치는 영향. 인하대학교 대학원 석사학위논문

장인순(1995). 일부 농촌지역 치매노인가족의 부양부담에 관한

연구. 한국가정간호학회지, 2, 60-75.

정추자(1992). 사회적 지지모임이 뇌척추 손상환자를 돌보는 가족의 부담감과 삶의 질에 미치는 효과. 연세대학교 대학원 박사학위논문

정현숙(1998). 치매노인 부양자의 치매관리전략과 정서적 적응성에 관한 연구. 전남대학교 대학원 석사학위논문

조남옥(1996). 치매환자 가족의 경험과 간호요구에 관한 연구. 서울대학교대학원 박사학위논문

조원구(1998). 우리나라 치매노인을 위한 재가복지서비스에 관한 연구. 청주대학교 대학원 석사학위논문.

조일아(1997). 치매노인요양시설의 배회복도 실내디자인에 관한 연구. 홍익대학교 대학원 석사학위논문.

최정숙(1998). 치매노인가족의 사회복지서비스 향상방안에 관한 연구. 서울시립대학교 대학원 석사학위논문.

최홍기(1993). 현대가족과 사회. 교육과학사.

한국보건의료관리연구원(1999). 공립치매요양병원운영체계

한경혜(1995). 한국 노령화 문화의 전통과 현대성, 국제학술대회-동서양의 노령화: 인구학적 추세, 사회문화적 환경, 정책적 함의. 서울대학교 사회발전연구소.

함영숙(1998). 치매노인 부양실태에 관한 조사연구. 한남대학교 대학원 석사학위논문.

홍여신, 이선자, 박현애, 조남옥, 오진주(1994). 노인성 치매발생 요인과 돌보는 가족원의 스트레스에 관한 조사연구. 대한간호학회지, 25(3), 448-58.

홍여신, 박현애, 조남옥(1995). 치매노인의 거주형태 및 서비스 유형에 따른 간호 관리의 효과분석. 대한간호학회지, 26(4), 768-81.

Anthony-Bergstone, C. R., Zarit, S. H., & Gatz, M. (1988). Symptoms of Psychological Distress among Caregivers Dementia Patients. Psychology and Aging, 3, 245-8.

Becker, J., & Morissey, E. (1988). Difficulties in Assessing Depressive-like Reactions to Chronic Severe External Stress as Exemplified by Spouse Caregivers of Alzheimer's Patients. Psychology and Aging, 3, 300-6.

Biegel, D. E., Sales, E., & Schulz, R. (1991). Family Caregiving in Chronic Illness. Sage Publication.

Borden, W., & Berlin, S. (1990). Gender, Coping, and Psychological Wellbeing in Spouses of Older Adults with Chronic Dementia. American Journal of Orthopsychiatry, 60, 603-10.

Chenitz, W., & Swanson, J. M. (1986). Qualitative Research Using Grounded Theory, From Practice to Grounded Theory: Qualitative Research in Nursing, Menlo Park. CA: Addison-Wesley Publishing Co.

Chenoweth, B. & Spencer, B. (1986). Dementia: The Experience of Family Caregivers. The Gerontologist, 26, 267-72.

Clipp, E. C., & George, L. K. (1990). Psychotrophic Drug Use among Caregivers of Patients with Dementia. Journal of the American Geriatric Society, 38, 227-35.

Cohen, D., & Eisdorfer, C. (1988). Depression in Family Members Caring for a Relative with Alzheimer's Disease. Journal of the American Geriatric Society, 36, 885-9.

Connel, C. M., & Gibson, G. D. (1997). Racial, Ethnic and Cultural Differences in Dementia Caregiving: Review and Analysis. The Gerontologist, 37(3), 355-64.

Coppel, D. B., Burton, C., Becker, J., & Fiore, J. (1985). The

Relationships of Cognitiopns associated with Coping Reactions to Depression in Spousal Caregivers of Alzheimer's Disease Patients. Cognitive Therapy and Research, 9, 253-66.

　　　Corbin, J. M. (2000). Response to "The Long Gray Tunnel: The Day-to-Day Experience of Spouse Caregivers of People With Alzheimer's Disease". Scholarly Inquiry for Nursing practice: An International Journal, 14(1), 73-6.

　　　Cox, C. (1993). Services Needs and Interest: A Comparoson of African American and White Caregivers Seeking Alzheimer Assistance. American Journal of Alzheimer Disease, May/June, 33-40.

　　　Denzin, N. K., & Lincoln, Y. S. (1994). Handbook of Qualitative Research. Sage, Publication.

　　　Drinka, T. J., Smith, J., & Drinka, P. J. (1987). Correlates of Depression and Burden for Informal Caregivers of Patients in a Geriatric Referral Clinic. Journal of the American Geriatric Society, 35, 522-5.

　　　Fengler, A. P., & Goodrich, N. (1979). Wives of Elderly Disabled men: The Hidden Patients. The Gerontologist, 19, 175-83.

　　　Fitting, M., Rabins, P., Luvas, M. J., & Eastham, J. (1986). Caregivers of Dementia Patients: A Comparison of Husbands and Wives. The Gerontologist, 26, 248-52.

　　　Fleming, R., Baum, A., & Singer, J. E. (1984). Toward an Integrative Approach to the Study of Stress. Journal of Personality and Social Psychology, 46(4), 939-49.

　　　Gallagher, D., Rose, J., Rivera, P., Lovett, S., & Thompson, L. W. (1989). Prevalence of Depression in Family Caregivers. The Gerontologist, 29, 449-56.

　　　Glaser, B. G. (1978). Theoretrical Sensitivity, Mill Valley, CA:

The Sociology Press.

Glaser, B. G. (1992). Basics of Grounded Theory Analysis. Mill Valley, CA: The Sociology Press.

Glaser, B. G., & Strauss, A. L. (1967). The Discovery of Grounded Theory. New York: Aldine.

Guba, E., & Lincoln, Y. (1981). Effective Evaluation, SanFrancisco: Jossey Bass.

Haley, W. E., Levine, E. G., Brown, S. L., & Barutolucci, A. A. (1987). Stress, Apprasal, Coping, and Social Support as Predictors of Adaptational Outcome among Dementia Caregivers. Psychology and Aging, 2, 323-30.

Haley, W. E., Brown, S. L., & Levine, E. G. (1987). Experimental Evaluation of the Effectiveness of Group Intervention for Dementia Caregivers. The Gerontologist, 27, 376-82.

Harris, P. B. (1993). The misunderstood caregiver? A qualitative study of the male caregiver of Alzheimer's disease victims. The Gerontologist, 33(4), 551-6.

Hinrichsen, G. A., & Niederehe, G. (1994). Dementia Management Strategies and Adjustment of family Members of Older Patients. The Gerontologist, 34(1), 95-102.

Hinrichsen, G. A., & Ramirez, M. (1992). Black and White Dementia Caregivers: A Comparison of Their Adaptation, Adjustment and Services Utilization. The Gerontologist, 32, 375-81.

Horowitz, A. (1985). Sons and Daughters as Caregivers to Older Parents: Differences in Role Performance and Consequences. The Gerontologist, 25, 612-7.

Klein, S. S. (1989). Caregiver Burden and Moral Development. Image: Journal of Nursing Schlorship, 21(2), 94-7.

Lazarus, R. S., & Folkman, S. (1984). Stress, Appraisal and Coping, New York, Springer.

Leininger, M. (1984), Care; The Essence of Nursing and Health, Thorofare, NJ: Charles B. Slack. Inc.

Levin, N. B., Dastoor, D. P., & Gendron, C. E. (1983). Coping with Dementia: A Pilot Study. Journal of the Amerivan Geriatrics Society, 31, 12-8.

Lund, D. A., & Caserta, M. S. (1985). Institutionalizing Dementia Victims: Some Caregiving Considerations. Paper Presented at The Western Gerontological Society Annual Meeting. 1985, March. Denver, C. O.

Mace, N., & Rabins, P. (1981). The 36-hour day. Baltimore, MD: Johns Hopkins University Press.

McCracken, G. (1988). The Long Interview. Sage Publication.

McCubine, H. I., & Patterson, J. M. (1983). The Family Stress Process: The Double ABCX Model of Adjustment and Adaptation. In McCubine, H. I., Sussman, M., & Patterson, J. (Eds). Social Stress and The Family: Advances and Development in Family Stress Theory and Research. New York, Haworth.

McCubbin, H. I., Joy, C. B., Cauble, A. E., Comeau, J. K., Patterson, J. M., & Needle, R. H. (1980). Family Stress and Coping: A Decade Review. Journal of Marriage and The Family. Nov. 855-71.

Morytz, R. K., Malloy, J., Bozich, M., & Martz, P. (1987). Racial Differences in Family Burden: Clinical Implications for Social Work. Gerontological Social Work with Families, 10, 133-54.

Motenko, A. K. (1989). The Frustration, Gratification and Well-being of Dementia Caregivers, The Gerontologist, 29(2), 166-72.

Neundorfer, M. M. (1991). Coping and Health Outcomes in Spouse Caregiver of Persons with Dementia. Nursing Research, 40(5), 260-5.

Noonan, A. E., Sharon L., & Tennstedt(1997). Meaning in Caregiving and Its Contribution to Caregiver Well-being. The Gerontologist, 37(6), 785-94.

O'Donnell, Mary E. (2000). The Long Gray Tunnel: The Day-to-Day Experience of Spouse Caregivers of People With Alzheimer's Disease. Scholarly Inquiry for Nursing practice: An International Journal, 14(1), 47-71.

Orona, Celia, J. (1997). Temporality and Identity Loss Due to Alzheimer's Disease. Grounded Theory in Practice, A. Strauss & J. Corbin, ed. Sage, 171-96.

Parks, S. H., & Pilisuk, M. (1991). Caregiver Burden: Gender and Psychological costs of Caregiving. American Journal of Orthopsychiatry, 61, 501-9.

Poulshick, S. W. and G. T. Deimingling. (1994). Families caring for elders in residence: Issues in the measurement of burden, Journal of Gerontology, 29, 230-9.

Pratt, C. C., Schmall, V. L., Wright, S. & Cleland, M. (1985). Burden and Coping Strateges of Caregivers to Alzheimer's Patients. Family Relation, 34, 27-33.

Quayhagen, M. P., and Quayhagen, M. (1988). Alzheimer's Stress: Coping with the Caregiving Role. The Gerontologist, 28(3), 391-6.

Quayhagen, M. P., and Quayhagen, M. (1996). Discovering life quality in coping with dementia. Western Journal of Nursing Research, 18(2), 120-35.

Reeves, P. M., Merriam, S. B., & Courtnay, B. C. (1999). Adaptation to HIV Infection: The Development of Coping Strategies Overtime. Qualitative Health Research, 9(3), 344-61.

Rohde, P., Lewinson, P. M., Tilson, M., & Seeley, J. R. (1990). Dimensionality of Coping and Its Relation to Depression. Journal of Personality and Social Psychology, 58, 499-511.

Sandelowski, M. (1986), The Problem of Rigor in Qualitative Research, Advances in Nursing Science, 8(3), 27-37.

Satariano, W., Minkler, M. A., & Langhauser, C. (1984). The Significance of an Ill Spouse for Assessing Health Differances in an Elderly Population. Journal of the American Geriatric Society, 32, 187-90.

Schulz, R., & Williamson, G., M. (1991). A 2-year Longitudinal Study of Depression among Alzheimers Caregivers. Psychology and Aging, 6, 569-78.

Shaw, W. S., Patterson, T. L., Semple, S. J., IgorGrant, Yu, Elena S. H., Zhang, M. Y., He, Y. & Wu, W. Y. (1997). A Cross-Cultural Validation of Coping Strategies and Their Association with Caregiving Distress. The Gerontologist, 37(4), 490-504.

Snyder, B., & Keefe, K. (1985). The Unmet Needs of Family Caregivers for Frail and Disabled Adults. Social Work in Health Care, 10, 1-14.

Stone, R., Cafferata, G. L., & Sangl, J. (1987). Caregivers of Elderly: A National Profile. The Gerontologist, 27, 616-26.

Strauss, A., & Corbin, J. (1990). Basics of Qualitative Research. Sage Publication.

Strauss, A., & Corbin, J. (1998). Basics of Qualitative Research. 2nd ed., Sage Publication.

Strong, C. (1984). Stress and Caring for Elderly Relatives: Interpretation and Coping Strategies in an American Indian and White Sample. The Gerontologist, 24(3), 251-6.

Szabo, V., & Strang, V. (1999). Experiencing control in caregiving. Image: Journal of Nursing Schlorship, 31(1), 71-5.

Vitaliano, P. P., Russo, J., Carr, J. E., Maiuro, R. D., & Becker, J. (1985). The Way of Coping Checklist: Revision and Psychomrtric Properties. Multivariate Behaviral Research, 20, 3-26.

Williamson, G. M., and Schulz, R. (1993). Coping with Specific Stressors in Alzheimer's Disease Careging. The Gerontologist, 33(6), 747-55.

Wilson, H. S. (1989). Family caregiving for a relative with AD: Coping with negative choices. Nursing Research, 38(2), 94-8.

Wood, J. B., & Parham, I A. (1990). Coping with Perceived Burden: Ethnic and Cultural Issuess in Alzheimer's Family Caregiving. Journal of Applied Gerontology, 9, 325-39.

Wright, S. D., Lund, D. A., Caserta, M. S., & Pratt, C. (1991). Coping and Caregiver Wellbeing: The Impact of Maladaptive Strategies. Journal of Gerontological Social Work, 17(1).

Wuest, J., Ericson, P. K., & Stern, P. N. (1994). Becoming Strangers: The Changing Family Caregiving Relationship in the Alzheimer's Disease. Journal of Advanced Nursing, 20, 437-43.

Wykle, M. & Segall, M. (1991). A Comparison of Black and White Family Caregivers Experience with Dementia. Journal of the National Black Nurses Association, 5, 29-41.

Zarit, S. H., Reever, K. E., & Bach-Peterson, J. (1980). Relatives of Impaired Elderly: Correlates of Feeling of Burden. The Gerontologist, 20, 649-55.

부 록

1. 일반적 특성조사표

1) 면담일시:
2) 면담장소:
3) 면담대상자:
4) 치매노인과 가족원의 관계:
5) 가족원의 일반적 특성

    연령/성별:
    종교:
    교육정도:
    가족관계:
    경제수준:
    건강상태:
    직업:

6) 치매노인의 일반적인 특성

    연령/성별:
    교육정도:
    종교:

평소성격:

직업:

가족관계:

경제수준:

과거병력:

2. 면담질문

1) 치매인식과정

* 언제부터 치매라고 인식하였는가?

* 치매라고 의심되는 증상을 보였을 때 어떤 느낌이 들었는가?

　그리고 그때 가족의 반응은 어떠했으며, 어떻게 대처하였는가?

* 치매진단을 확인하려고 시도하였는가?

* 치매임을 인정하고 나서의 느낌은 어떠하였는가?

* 치매에 대해서 어떻게 생각하는가? 왜 치매에 걸렸다고 생각하는가?

* 치매로 인해 변화하는 모습을 보면서 어떤 생각이 드는가?

* 치매노인이 다른 사람(타인)같다는 느낌이 들었는가?

* 치매노인이 처음 치매 증상을 보일 때부터 현재에 이르기까지 보이고 있는 변화는?

2) 돌봄의 영향과 대처과정

* 치매노인을 처음부터 지금까지 누가 어떻게 돌보고 있는가?
* 돌봄으로 인한 가족원에게 나타난 영향은?
* 평상시 가족원의 기분은?
* 돌봄이 다른 사람과의 관계 혹은 사회 활동에 영향을 미치는가?
* 돌봄을 통해서 어떤 능력이 개발되는가?
* 돌봄 이후 바뀐 점이 있다면?
* 돌봄 이후 좋아진 점이 있다면?
* 치매노인을 돌보는 과정에서 가족들이 담당하는 역할은 무엇인가?
* 치매노인을 돌보면서 가족 사이에서 가장 어려웠던 점은?
* 치매노인을 돌보는 일이 가족관계에 어떤 영향을 미치는가?
 - 서운하고 고마운 점,
 - 상호지지, 환자와의 발병 전 관계, 가족관계에 변화가 있는가?)
 - 만일 가족 관계에 변화가 있었다면 가족들은 어떻게 반응하였고 그 결과는 어땠는가?
* 치매 돌봄이 가족과 가족원에게 미치는 부정적인 영향을 최소화하고, 좋은 반응을 유지하기 위하여 어떻게 가족들이 구체적으로 노력하였는가?
 - 그러한 노력이 효과가 있었는가?
* 치매노인이 현재 보이는 문제행동은 무엇인가?
* 이러한 문제행동에 어떻게 대처해 왔는가?
 - 그 대처방법이 문제해결에 효과가 있었는가?
   (치매노인의 반응에 변화가 있었는가)?

- 만일 효과가 없다고 생각했을 때 어떻게 치매노인에게 반응했는가?
- 대처방법을 선택하는 데에 영향을 주는 것은 무엇인가?
* 치매노인을 돌보면서 가장 어려운 점은 무엇인가?
* 치매노인을 돌보면서 의사결정을 해야 할 일이 있을 때 누구와 의논하였는가?
* 정신적으로 힘들고 어려울 때 어떻게 극복하는가?
* 위의 방법이 얼마나 도움이 되었는가?

3) 돌봄의 의미
* 치매 돌봄을 어떻게 받아들이는가?
* 힘들어도 치매노인을 가족, 특히 가족원이 돌봐야 하는 이유는 뭐라고 생각하는가?

4) 사회적 지지
* 치매노인 때문에 도움을 청한 것은 언제 무엇 때문이었는가?
* 본인 외에 돌봄에 도움을 가장 많이 주는 사람은 누구인가?
* 치매에 대해 교육받은 적? 정보 수집을 하였는가?
* 이용하는 사회적 지지는?
* 받고 싶은 사회적 지지는?

3. 연구 참여자별 경험의 요약

본 연구에 참여한 참여자들의 개인적인 배경과 치매노인을 돌보는 과정에서의 어려움과 그에 대한 대처경험을 요약하였다.

1) A 참여자

이 참여자는 70세의 여성으로 치매에 걸린 86세의 시어머니를 4년째 돌보고 있었다. 7형제 중 맏며느리인 참여자는 슬하에 2남 3녀를 두었는데, 현재는 남편과 함께 동네에서 일용품을 파는 가게를 운영하고 있으며, 종교는 불교를 믿고 있었다.

참여자의 가족은 서울에서 살다가 4년 전부터 치매 증상을 보이는 시어머니를 돌보기 위하여 현재 살고 있는 시골로 내려왔다고 한다.

책임인데 어떻게 해요. 어머니 치매오고 나서 시골에 내려오면 다른 동네 분들이 그러는 거예요. 어머니가 약주만 취하시면 냉방에서 주무시고 연탄도 안 갈고, 진지도 안 잡숫고 그러신다고…… 그리고 와보면 옷이고 이부자리고 뭐든지 내다가 태워 버리시는 거예요. 그러니 직장이고 뭐고 때려치우고 내려온 거죠

돌봄 초기에는 시어머니의 변화에 대해서 노망이라고 생각하였으므로, 치료를 시도한 적은 없었다고 하였다. 그러나 점점 증상이 악화되어서는 보건소에서 치매진단을 받았다고 하였다.

치매 때문에 별도로 치료받은 적은 없어요. 워낙에 젊어서부터 술을 많이 드셨기 때문에 술 때문에 노망이 나셨다고 생각했어요.

참여자와 치매노인과의 관계는 전통적인 한국의 고부관계로, 결혼 초에 함께 사는 동안에는 욕설과 구타도 많이 당하였으나, 남편이 직장 때문에 서울로 가게 되면서 40년간을 분가해서 살았다고 하였다.

날 시집살이 말도 못하게 했어요. 명일이나 집안행사 있어서 내려 왔다가 안 울고 간 날이 없어요. 조금만 눈에 안차면 목 퍼붓고 야단을 치니까. 젊어서도 걸핏하면 어머니한테 맞았어요.

참여자는 돌봄 과정에서 치매노인의 고집, 의심, 구타, 욕하기, 악담, 기이한 행동 등의 문제행동으로 인하여 형언할 수 없을 정도의 정신적 고통을 겪었으며, 이로 인해 신체적인 건강문제까지 발생하였다고 하였다.

전에는 장독도 다 때려 부수고, 소금항아리에다 물을 퍼다 부어서 다 버렸는데, 어느 날 보니까 고추장 항아리에도 물이 한가득이야. 그런데 우리 어머니 하는 말이 누가 여기다 오줌을 하나 누어놨더라 이래요. 기가 막히죠. 말썽 피우는 것 이루시루 다 말도 못하죠. 그러니 마음고생 엄청 했죠. 하루는 종일도 울어보고…… ……그렇게 몇 년 지냈는데 작년에는 잠도 통 안 오고 머리가 마치 뱀이 기

어 다니는 것처럼 근질근질 거리고 온 몸이 개미가 기어
다니는 것처럼 스멀스멀해졌어요. 그러더니 신장병이 되더
라구요. 어떤 때는 가슴이 오돌오돌하고 떨리면서 벌렁벌
렁하고, 소화도 안 되고 곧 아프고 그래요

　이 외에도 참여자는 늘 치매노인을 돌보면서 집안일을 해야
했으므로 바깥 외출이 자유롭지 못했으며, 따라서 동네행사에도
거의 참여하지 못하였다고 하였다.

　동네에서 큰일 치루고 그럴 때 봉투나 보냈지 한번도 못
가봤어요. 마을 사람들하고 놀러가고 그런 거 한번도 안가
보고. 갈 틈이 어디 있어? 노다지 일하고 그러는데

　그러나 치매노인을 돌보면서부터 참여자의 남편이 과거에 비
해 참여자를 여러 가지로 도와주고 이해해주므로 부부관계가 좋
아졌다고 하였다.

　서울서 살 때는 솔직한 얘기로 영감이 젊고 그러니까 이
만큼 나한테 도움이 안 되었는데, 어머니 저러고 나서 여
기를 내려와 살면서부터는 나를 많이 도와주지요. 많이 위
로해주고 속상해 하면 화풀이도 받아주고, 누구한테 그럴
사람이 없거든. 이렇게 힘드는걸 해가면서 서로 돕고 사니
까 그전에는 못 느꼈는데 지금은 의지가 엄청 되지요

　그리고 참여자가 열심히 치매노인을 돌보는 것에 대해서 시동
생들과 동서들이 고마워하며, 존경과 인정을 해주어서 기분이

좋다고 하였다.

　올해는 우리 시동생들이 나한테 세배를 하겠다고 하고. 나를 손을 꼭 붙잡고 너무너무 고맙대요. 그래 이래요 우리 시동생들이, 우리는 돈이나 벌고 형수가 없었으면은 누군가 하나는 자기 마누라들이 있어야 하는데, 자기네들이 돈벌어 먹고 사는 거 다 형수 덕이라고 하면서… 고맙다고 자기네 농사지면 매년 쌀도 몇 가마니씩 갖다 주고, 콩, 고추도 갖다 주고 그래요

　가족 외에도 치매노인의 배회나 부적절한 행동에 관대하게 대해주고 도와주었던 동네 사람들의 지지 또한 큰 힘이 되었다고 하였다.

　어머니는 길에만 나서면 그냥 막 들로 산으로 나다녀요 집을 못 찾고. 산골로도 들어가고 그러면 동네 사람들이 일 나갔다가 경운기에다 담아 오기도 하고, 길에 걸어 다니는 걸 보면 얼른 집으로 가시라고 말해주거나 아니면 모시고 와주기도 하고 그래요 그러니까 동네 사람들이 다 봐주다시피 하지요, 아무 때고 불쑥불쑥 집으로 들어가도 싫은 내색 안하고 그러니까 다 고맙지.

　참여자는 자신이 맏며느리이기 때문에 치매에 걸린 시어머니를 수발하는 것이 당연한 도리라고 하였으며, 특히 시동생과 동서들한테 자신이 맏이로서 모범적인 행동을 보여야 한다고 생각하였다.

치매에 걸린 시어머니를 돌보는 것은 내 책임이니까 누가 뭐래도 내 책임을 다해야지. 돌아가실 때까지 집에서 내가 모실 거예요. 그리고 난 동서들이 있기 때문에 어머니를 잘 모셔야 해요. 그게 내 목표예요. 내가 우리 영감한테도 말했지만 세상에서 동서가 제일 무서운 거야. 시누이들은 아무리 못되게 굴어도 그렇지는 않아요. 난 동서가 제일 어렵고 힘들어요. 그러니까 잘해야지 모범이 되도록

치매노인을 돌보는 힘겨운 과정에서 참여자는 초기에는 스트레스 때문에 혼자서 울거나, 혹은 남에게 하소연도 하였지만, 시간이 경과하면서 그러한 대처가 자신에게 전혀 도움이 되지 않는다고 판단을 하게 되었다고 한다. 그러다가 자신에게 건강문제가 생기고 이를 위해 병원에 치료를 받게 되면서 상황을 다르게 인식하려고 노력하였는데 즉, 문제행동을 끊임없이 일으키는 노인을 '인생의 꽃'으로 바라보게 되었다고 한다. 이렇게 치매노인의 돌봄에 대하여 긍정적으로 의미를 부여하게 되면서부터는 치매노인에 대한 생각이 관대해지면서 마음이 편해졌다고 하였다.

어머니 모시고 나서부터 신경을 많이 써서 그런지 신장병이 생기더라구요. 그래서 서울에 있는 병원을 다녔어요. 거기에서 별 검사 다하더니 신경성 신장병이라고 그러더라고. 그 때 의사가 하는 말이 시어머니 치매병 있고 며느리가 성한 사람이 하나도 없데. 그러면서 시어머니가 치매병 있는 사람은 며느리가 100% 먼저 간다고 봐야한데. 그러니까 나보고 살려면 시어머니를 그냥 인생 꽃으로 보고 마음을 확 풀고, 영감한테 분풀이하래요. 의사가 그러면서 수

면제를 처방해주더라고, 내가 잠을 못 잔다고 그러니까.
그 의사 말을 듣고 나서 그런 생각을 많이 했어요. 이러다
보면 내가 죽는다는 거, 난 아직 죽으면 안 된다는 거. 우
리 막둥이 아들 결혼도 시켜야 하고, 영감도 있고 시어머
니도 있고. 내가 살아야 한다는 걸 많이 각오했죠. 그때
이 후로는 내가 살기 위해서 우리 시어머니를 인생 꽃이다
라고 생각했어요. 세상에 꽃 싫다는 사람은 아무도 없잖아
요? 그게 제일 편안하더라구

이렇듯이 상황을 긍정적으로 수용하게 되면서부터는 마음이 편
해지면서 이전에는 치매노인이 문제행동을 일으키면 설득시키고
싸우기도 하였는데, 이제는 치매노인을 있는 그대로 받아들이면서
애기처럼 대하며 비위를 맞추어주고, 신체적 접촉을 많이 한다고
하였다. 그 결과 이제는 마음이 편안한 상태에서 치매에 걸린 시어
머니를 잘 수발해 나가고 있다고 하였다.

사람은 늙어선 만져주는걸 제일 좋단 다고 해서 이렇게
애기모냥 등도 투덕거려주고, 손도 만져드리고 그래요. 나
두 70이 내일 모레인데 남의 나이 사는 건데 뚜덕거리는
것 좋아해요. 누구든지 자기한테 기분 좋게 하는 것 제일
좋아하잖아요. 그러니까 비위 맞추어주는 게 제일이에요.
그러니까 늘 만져주고, 머리도 예쁘다고 그러고, 말도 많
이 이렇게 같이 해주고. 내 맘이 편안하니까 우리 어머니
도 편안해하는 것 같아요. 그래서 나는 사람들한테 그래요
늙으면 만져줘야 한다고……

2) B 참여자

이 참여자는 53세의 여성으로 치매에 걸린 81세의 시어머니를 7년째 돌보고 있었다. 2남 1녀 중 맏며느리인 참여자는 슬하에 2남 1녀를 두고 있으며, 종교는 불교였다.

시어머니가 치매에 걸리기 전에는 서울에서 따로 분가해서 살았으나, 7년 전부터 시어머니에게 치매 증상이 나타나면서 치매노인을 모시기 위하여 고향인 시골로 내려왔다고 하였다.

농사를 지을려고 인부 20명을 사서 비닐을 깔고 있는데 이 노인네가 그 뒤를 쫓아다니면서 다 깔아 놓은 것 훌떡 제치구요, 그러면서 자기 손수 호미로 훌떡훌떡 하구선 다 깔지도 못하고 딴 데로 가고 그러더라구요. 그래서 저 노인네가 왜 저러나 하고 의아해했죠. 그러다가 소 외양간에 염소 한 마리가 있는데 그거 먹인다고 아무거 따오지 말라고 해도 말 안 듣고 산에 가서 이파리를 많이 따다가 썩혀 버리는 거예요. 그래서 노인네가 정상이 아니구나 하는 생각이 들고 혼자 두면 안 되겠다 싶어서 서울에서 25년 살았는데 다 정리하고 여기루 내려온 거죠. 애들은 서울에다 두고 우리 내외만 내려왔어요.

이러한 치매노인의 부적절한 행동이 반복되고, 점점 그 정도가 심해지면서 가족들은 치매를 의심하기 시작했는데, 이때 가족들은 불치병이라고 생각하여 단 한번도 전문가를 찾아가지 않았다고 하였다.

현재 치매노인은 가족들을 전혀 알아보지 못하고 있으며, 실금이 있으며, 기저귀를 채워 주면 기저귀까지 다 먹어치울 정도라고 하였다.

똥을 뉘갖고 주물르고 잡숫고 그래요. 그래서 기저귀를 채워 놓았더니 그걸 빼갖고 똥 먹고 기저귀 안에 들어 있는 손까지도 다 잡숫는 거야. 그러니 글쎄 그게 좋으냐구요? 그리고 방에 오강을 들여놓으면 거기에 소변을 본 후에 다 마셔버려요. 기가 막힐 노릇이지요.

치매노인은 하루 종일 손톱으로 방바닥을 긁어 장판지가 모두 훼손된 상태였다. 그리고 자주 집을 나가곤 해서 방문에 잠금장치를 장착해놓았으므로 방에서만 활동하고 있었다. 손에 잡히는 것은 무엇이든지 찢어버리고, 대변을 본 후에 손으로 만져서 온 방에 바르기 때문에 이를 통제하기 위해서 억제대를 사용한다고 하였다.

저렇게 방바닥을 찢어놓고 벽을 찢어서 다 잡쉬요. 그래서 내가 연구를 해갖고 병원에 가도 치매병 걸린 사람들은 묶어 놓는다더라 그러길래 내가 손을 이렇게 묶어났어요. 처음에는 한 손만 묶어났더니 한 손 가지고 또 마찬가지로 움직이는 거예요 그래서 할 수 없이 두 손을 다 묶었더니 이 제는 입으로 다 풀어요. 손이 묶여 있으면 괜찮은데 풀어 제 치면 저렇게 범벅을 해놓는 거지

발병 전 치매노인과 참여자의 관계는 원만한 편이였다고 하였다. 참여자가 치매노인을 돌보면서 가장 힘든 점은 도와주는 사람이 없이 모든 일을 자신이 전적으로 맡아서 해야 하는 부담감

이었다. 남편도 무뚝뚝한 편이고 평소에는 거의 도와주지 않는다고 하였으며, 자녀들은 따로 살고 있기 때문에 도움을 받을 수가 없다고 하였다. 그리고 근처에 살고 있는 시누이는 일년에 두 번 정도 방문할 뿐 전혀 협조가 없으며, 시동생은 이혼을 한 상태이므로 역시 도움을 받을 수가 없다고 하였다.

도와주는 사람 하나 없어요. 나 혼자만 해요. 하나 누가 와서 기저귀 한번 갈아주는 사람이 없어요. 남편도 안 해요, 내가 있으면 통 안 해. 내가 없으면 밥이나 갖다 드리면 그만이지 안 해요, 똥오줌은 절대로 안 치워요. 시동생은 먼저 동서하고 이혼해갖구 지금은 후처를 얻어서 살고 있기 때문에 모실 처지가 못 되요. 시누이는 가까이 살아도 전화도 안 해요. 우리 엄마 어때요? 하고 물어 볼 수도 있을 텐데 뭐 안 해요. 빼죽 일년에 두 번 정월에 오고 추석에 오면 그 뿐이지. 그래서 죽이 되나 밥이 되나 내가 모시게끔 되어있어요.

한편, 참여자 자신은 최선을 다해서 시어머니를 돌보고 있다고 생각하는데, 가족이나 형제들이 이를 몰라주고 자신을 비난할 때는 너무나 억울하고 힘들다고 하였는데, 특히 치매노인을 돌보는 일에 전혀 도움을 주지 않으면서도 이것저것 잔소리하는 시누이에 대한 불만이 컸다.

아무리 힘들어도 얼른 돌아가시라는 마음은 안 들더라구요 그냥 내가 조금만 고생 더하면 되지 이러고 사는데 엊저녁에 시누이 와 갖고 뒤집어엎는 바람에 성질이 나 갖고

남편하고 시누이한테도 목을 바가지를 해줬지. 여태까지
그만큼 모셨는데 내가 왜 목을 먹어야 하나 하고 억울한
생각이 들어서 속에서 화가 치미는 거야. 난 하느라고 했
건만 하루에도 몇 번씩 똥 치우고 빨래해가면서 했는데도
알아주는 인간 하나도 없고 내가 시누이한테 학질을 뗐어
요. 지가 일요일이라도 한번씩 와서 엄마좀 씻기고 그러면
얼마나 좋아요? 통 와보지도 않으면서 누구 보러 잘 모셨
네 못 모셨네 그래요?

7년 동안 치매노인을 돌보면서 참여자는 자신의 성격에 많은
부정적인 변화가 나타났다고 하였다. 즉, 별일 아닌 것에도 짜증
이 나고, 신경질이 많아졌으며, 공격적으로 되어 다른 사람들과
별일 아닌 것에도 싸움을 벌이게 된다고 하였다. 아울러 자신이
생각하기에는 우울증이 생긴 것 같다고 하였다. 그리고 남편과
의 관계에서도 남편의 무뚝뚝함과 비협조로 인해 자주 싸움을
하게 된다고 하였다.

이러고 사니까 성질만 느는 거예요. 누가 뭐라고 그러면
싸울 궁리만하고. 전에는 누가 뭐라고 해도 생전 입씨름
안 해보고 살았는데 이제는 자꾸 짜증만 나네요 애들 아버
지하고도 잘 싸워요. 해야 할 일도 많은데다가 노인네까지
저러니까 그냥 짜증나고 신경질만 나고 그러죠

그러나 이렇게 힘든 돌봄 과정을 거치면서도 자신이 끝까지
치매노인을 모셔야 된다고 생각하고 있었는데, 맏며느리로서의
자신의 역할에 충실해야 한다고 믿고 있었다. 또한 이렇게 사는

것이 자신의 팔자이기 때문에 받아들일 수밖에 없다고 하였다.

책임감이 있으니까, 이게 임무인가보다 하고 모시는 거죠. 내가 며느리니까 도리를 해야겠다고 생각하는 거예요. 아주 그냥 팔자려니 하고 살아요. 누가 와서 하나도 안도와 주니까 내가 해야 하는 일이다 이렇게 생각하는 거죠.

치매노인을 돌보면서 스트레스가 생기면 처음에는 주로 울거나 자신의 신세를 한탄하며 동네 사람들에게 힘든 상황에 대해서 하소연을 하였다고 하였다. 그리고 분노감이 심해지면 얼음을 깨물어 먹으면서 화를 달랬다고 하였다.

소화도 안 되갖고 병원에 갔더니 나보고 신경성 위장병이래요. 요즘에는 속에서 울화가 치밀어서 얼음을 하루에도 몇 통씩 먹는 거야. 얼음을 두 개 세 개씩 입에다 넣고 사탕처럼 막 깨트려 먹으면 속에서 뜨거운 김이 가시는 것 같아요.

이 외에도 참여자는 마음을 달래기 위해서 절에 찾아가거나 혹은 마을 사람들과 어울리면서 스트레스를 풀었다고 하였다.

동네 부녀회에서 일년에 몇 번씩 관광을 가면 같이 가지요. 가 갖고 뭐 노래 부르고, 술 먹고 술주정도 하고, 아줌마들끼리 어울려서 춤도 추고 그래요. 그런데 가서 스트레스 한번씩 풀고 오는 거예요.

그리고 점점 시간이 경과하면서 참여자는 치매시어머니를 돌봐야 하는 것에 대해서 자신이 어떻게 변화시켜 볼 방법이 없음을 깨닫게 되었다고 하였다. 따라서 마음을 비우기 위해서 모든 것이 자신이 팔자라고 인정하기도 하면서 체념하게 되었다고 하였다.

그냥 팔자려니 하고 포기하고 살아요. 누가 와서 하나도 안도와주니까 나밖에 할 사람이 없으니까 내가 할 일이다 이렇게 생각하는 거죠. 성질내봤자 소용도 없으니까 포기하고 사는 거예요. 어쩔 수 없잖아요? 자식새끼들 있으니까 참고 사는 수밖에. 어머니한테도 포기하고 방바닥을 찧든 말든 내버려두는 거예요. 치워봤자 또 그러니까…… 처음에는 엄청 울었죠. 지금은 안 울어요, 완전포기상태예요

3) C 참여자

이 참여자는 52세 된 여성으로, 2남 1녀 중 맏며느리로서 86세의 치매시어머니를 7년째 돌보고 있었다. 슬하에 1남 2녀를 두었으며, 종교는 기독교이다. 참여자는 결혼직후부터 지금까지 홀시어머니를 30년째 모시고 살았는데, 시어머니와의 관계는 전통적인 고부관계로 고된 시집살이를 하였다고 하였다.

난 어머니가 무서워서 절절맸어요. 성격이 똑같아서 조금만 삐지면 그냥 싸고 누워갖고 안 일어나니까 맨날 빌었지, 무릎 끓고. 그러면 일어나시곤 했어요. 맞지는 않았지만 욕도 많이 먹고 맨 날 말대꾸 한번 못하고. 우리 어머니는 자신이 어른이기 때문에 대우받아야 한다는 고정관념

이 굉장히 강하신 분이었어요.

초기의 치매 증상은 외출하면 집을 못 찾아와 동네를 배회하는 것으로 나타났다고 하였다. 현재 가족들이 힘들어하는 치매노인의 문제로는 인지장애, 기억력장애, 환각, 난폭한 행동 등이 있었다.

인제는 자기 아들도 못 알아봐요. 그리고 대소변을 그냥 옷에다 싸요. 어느 때 보면은 세면기에 똥덩이가 둥둥 떠 있어요. 옷에 싸고는 그걸 빨겠다고 화장실에 가서 헤집러 놓는 거예요. 여자애들처럼……
그리고 새벽 3시쯤 일어나서 상 차려놓고 밥 먹으라고 애들을 깨우는 거예요. 그러면 애들이 잠도 못 자고 짜증을 내는데 그걸 밤새도록 수도 없이 하는 거예요. 그러다 보면 식구들이 다 깨는 거야. 결국 딸은 내방으로 건너와서 베게 꼭 어안고 울다가 자고, 순하는 거야 순. 남들은 아무 것도 모르고 참으라고 하지만 안 겪어 본 사람은 몰라요. 그냥 정신이 돈 것하고 치매노인네하고는 또 틀려요.

그러나 치매를 노화과정이라고 생각했기 때문에 별다른 치료는 받지 않았다고 하였다.

연세가 드시면 이렇게 그냥 많이들 오니까 하나의 병이라고 생각하면서도 병원에 안 가지더라구요. 그러다가 2년 전에 보건소에서 어떻게 알아 가지고 오셔서 처음 진단을 받았는데 치매라고 하더라구요.

참여자는 치매에 걸린 시어머니를 모셔야 하는 것이 맏며느리로서 당연히 해야 할 의무라고 생각하였는데, 이는 어려서부터 여자의 역할에 대해서 친정어머니에게서 받은 영향이 크다고 하였다.

어려서부터 친정어머니 가르침을 무시 못해요. 어려서부터 여자는 시집가서 시부모 잘 모셔야 한다. 그래야 자식이 그 본받고 너한테 잘한다. 남편한테 복종하고 살림 아껴서 살아라. 여자는 시집을 가면 그 집 귀신이 되어야 한다, 니가 참아야 가정이 화목해진다 라고 늘 말씀하셨어요. 그러니까 결혼생활 하면서도 어머니 생각이 항상 나는 거예요

그러나 이렇게 시부모 봉양에 있어서 며느리로서 당연한 역할을 한다고 생각하면서도 치매에 걸린 시어머니에 대한 관심을 보이지 않는 시동생과 시누이에 대해서는 서운한 마음이 든다고 하였다.

시동생은 가끔 명절 때하고 생신 때만 찾아와요. 시누이는 시어머니하고 뭐 때문에 틀어졌는지 출입 안한 지가 한 20년 되어가요. 그러니 시누이한테는 섭섭하다기보다는 괘씸한 생각이 들지요. 나도 여기 와서 내 부모 아니어도 모시고 사는데, 지나가는 사람들도 다 어머니 안부 묻고 그러는데 어떻게 저럴 수가 있나, 아무리 섭섭한 게 많았다고 하더라도 부모 자식간인데 그럴 수가 없는 거지요.

참여자는 치매노인이 난폭한 행동을 보일 때나 그 외의 문제 행동을 보일 때는 형언할 수 없는 정신적인 고통이 발생한다고

하였다. 그리고 이러한 힘든 수발을 계속하게 되면서 신체적인 건강문제도 생겼다고 하였다.

몸이 많이 안 좋아졌지요. 스트레스를 많이 받고. 어머니는 조금만 비위 틀리면 밥그릇이고 뭐고 다 집어던지니까 우리 친구가 한번 왔다가 그냥 놀래 갖고, 무서워서 못 오겠다고 그랬을 정도예요. 그런 게 쌓이고 쌓여서 병이 된 것 같아요. 몸이 너무 아파서 종합검사를 다하고 다녀도 병은 없다는데도 몸이 아픈 거예요. 토하고 싸고 먹지도 못하고. 의사선생님이 하시는 말이 스트레스 때문에 오는 신경성이라고 그래요. 그러니까 마음 편하게 먹고, 가슴에 담지 말고 시어머니 흉도 보고, 남편 흉도 보고 아이들 흉도 보면서 풀고 살으라고 그러시는데 난 성격상 그게 안돼요. 털어놔봐야 가족흉 밖에 안 될 텐데.

그런데 치매노인을 돌보면서 생긴 좋은 점은 참여자의 노고에 대해서 남편이 처음으로 고마움을 표현하면서 자신을 인정해주고, 이전과는 달리 가정 일에 협조를 많이 한다는 점이었다.

남편이 겉으로 잘 표현을 안 하는 성격이에요. 그전에는 안하셨는데 지금은 이제 많이 고생시켜서 미안하다고 그러고, 어머니한테 잘 해주어서 고맙다고 생활만 넉넉하면 장모님도 모셨으면 좋겠다고 그러구. 지금은 나한테 잘 해주려고 엄청 노력을 하지요. 애들한테도 엄마 도와주라고 그러고 자기도 긴장할 때도 도와주고,

참여자는 신앙생활을 열심히 하면서 정신적으로 위로도 받고, 교인들과 의 교제를 통해서 돌봄에 따른 스트레스를 푼다고 하였다.

나는 교회 가는게 좋아요. 교회 못 가게 하면 더 답답하지, 짜증나고. 안가면 마음이 불안하고 가슴에 뭐가 낀 것 같기도 하고 그런데 교회 갔다 오면 좀 마음이 편해져요. 교회 가서는 다른 사람들한테 말 못하는 것도 마음 놓고 다 털어놓을 수도 잇고. 또 믿는 사람들과 대화하면 마음이 편안하고 즐거움이 오죠.

이 외에 스트레스 해소방법으로 참여자는 노래교실을 다니고 있는데, 이로 인해 한결 기분이 전환된다고 하였다.

구민회관에서 하는 노래교실에 등록했어요. 근데 누구한테도 거기 다닌다고 말 안했어요. 괜히 노인네 저러는데 놀러 다닌다고 그럴까봐. 어디 가냐고 그러면 교회 간다고 그러죠. 그런데 너무 재미있어요. 그러니까 일주일 내내 거기 가는 것만 기다리는 거예요 달리 갈 데가 없으니까.

한편, 참여자는 치매노인을 다루기 위한 대처에서 차츰 문제행동에 대한 통제보다는 애기처럼 대하면서 편안하게 해주고 있었으며, 신체적 접촉하기, 대화나누기, 농담하기, 소일거리 만들어주기 등의 노력을 하고 있었다.

내가 터득한 거는 어머니을 편안하게 해주어야겠다는 것, 마음을 편안하게 해주고 건드리지 않으면 조용하고, 혈

않이 오르면 치매 증상이 더 심해지니까, 그냥 하고 싶은 대로 두면 좀 덜 한 것 같아요. 그래서 어머니 곱다고 칭찬도 해주고, 농담도 하고 그래요. 그리고 자극을 주면 좋다고 해서 손놀린하라고 그냥 마늘 까는 것 같다주고, 글씨 쓰라고 갖다 주고, 실타래 가지고 풀었다 감았다 하면서 어머니하고 나하고 시간 보내고.

4) D 참여자

이 참여자는 62세 여성으로 80세의 치매에 걸린 시어머니를 2년간 돌보았다. 슬하에 1남 3녀를 두었고, 종교는 불교를 믿고 있으며, 농사를 지으며 남편과 단둘이서 생활하고 있었다. 면담은 참여자의 가정에서 이루어졌는데, 면담당시는 치매노인이 사망한지 5개월이 경과한 때였다.

시어머니에게서 처음으로 치매 증상이 나타나던 당시에는 결혼한 손녀딸이 시어머니를 모시고 살고 있었는데, 치매노인의 문제행동이 심해지면서 시골로 모시고 내려왔다고 하였다.

손녀딸네 가서 계셨는데 하루는 두 내외는 다 직장들을 가고, 애들은 학원가고 없고 혼자 계셨나봐요. 그런데 거기에서 가스 불을 켜 놓고 그 위에 뭐 올려놓고는 이 노인네가 그때는 정신이 번쩍 났는지 이층을 뛰어 올라 가셨대요. 그런데 이층에 마침 우리 딸 친구가 살고 있었는데 뭔가 이상해서 뛰어 내려와 보니까 쓰레기통이 가스 위에서 타더라잖아요. 그 일 이후로 아무래도 안 되겠어서 시골로 모시고 내려왔지요. 더 큰 일 저지를까봐 돌봄 과정에서 가족들이 힘들어했던 치매노인의 증상은 주로 돈을 훔쳐갔다고 주위 사람들을 의심하는 것과 밤낮 없이 배회하는 것, 그리고 실금 이었다.

그 증세가 나올려면 눈도 이상해져요. 그리고 그냥 돈도 훔쳐 갔다는 둥 아주, 여우모냥 내가 매달아놔도 훔쳐가고 발로 끌어가고 뭐 어쨌다고. 노인네가 문을 두드리며 내 돈 놓으라고 왜 내 돈 훔쳐 갔냐고 그러고, 농에 수표도 있고 돈이 뭉텅이로 있었는데 왜 가져갔냐고 밤 한시고 두시고 자는 거 와서 문 두드리고 내 놓으라고 야단이고, 그러고 돈 훔쳐갔으니까 고소해야겠다고 난리를 피우는 거예요.

그런데 치매노인의 배회정도는 시간이 경과하면서 점점 심해지면서 고속도로 위로 올라가서 헤매는 것을 교통경찰이 발견하여 집으로 모시고 온 적도 있었다고 하였다. 이에 따라 참여자는 가족과 상의하여 치매노인의 방에 잠금장치를 하여 출입을 통제하였다고 하였다.

노상 길거리를 헤매고 다니고, 하여튼 집에는 안 들어와 계셔 한시도. 그냥 길로만 다니지. 한번은 고속도로에서 헤매는 것을 순찰차가 발견해서 데려온 적도 있어요. 그래 가지고 12월 달에 눈은 엄청나게 왔는데 어디 가서 넘어지거나 하면 어디가 찾아요? 못 찾지. 길에서 저렇게 달달 떨고 있고, 덤프차들은 싱싱 지나다니는데 위험하기도 하고 그래서 생각다 못해 못나가시게 했어요. 이제 그때부터

방을 잠궜지. 어떻게 할 수가 있어야지. 그렇게 못 나가게 하니까 방에서 막 소리 지르고 벽도 쳐 찢어 놓고 장판 홀랑 걷어 놓고. 다니실 적에는 괜찮더니, 속이 답답하신지 옷을 홀랑 벗어 내버리고. 그래 그냥 뭐 어디 가서 저기할까봐 장판을 저렇게 놔도 그냥 장판을 홀랑 걷어내고 그거 장판을 덥고 드러누워 계시고. 깔지도 않고 그냥 저기 오줌이고 똥이고 싸고. 그거 어떻게 할 도리가 없지.

시어머니에게서 변화가 생긴 이후로 참여자는 처음으로 치매라는 것을 알게 되었다고 하였는데, 치매치료를 받기 위해서 병원을 다녀 본 적은 없다고 하였다.

치매라는 건 듣느니 처음이고, 난 원 그게 치매라는 건 생각도 못했어요. 노인네가 변비가 있어서 병원에 갔더니 이 치매는 노환이라 어쩔 수가 없다고 그러드라구요. 그래서 치료도 받아본 게 없어요.

참여자는 시어머니를 모시는 것은 자식으로서 당연히 해야 할 도리라고 생각하였지만, 돌봄 과정에서 치매노인의 문제행동 특히 의심하는 것에 대해서 분노와 참을 수 없는 무력감을 느끼면서 심한 스트레스를 경험하였다고 하였다.

2년 모시면서는 어떤 때는 참 아닌 게 아니라 속상할 적도 많고, 노인네가 이렇게 엉뚱한 소리를 하고 이럴 때는 어떻게 할 수가 없어요. 어떤 때는 성질이 나서 그걸 참을 수가 없는걸. 그러면 한바탕 해대는 거야. 그렇게라도 봏

어야지 속이 시원하지, 참고 있었으면 이 속에서 불이 나
니 어떻게 해. 그러면 그냥 속이 역이 나서 어쩔 줄을 모
르면 며느리가 얼음을 갖다 주고, 그러다 보면 한동안은,
그러니까 시어머니하고 같이 사는 동안에는 성질이 나면
얼음으로 마음을 식혀야 되요, 찬물을 마시던지. 내가 당
해보니까 부모 내다버리는 사람들을 이해할 수 있겠드라니
까. 오죽하면 갖다 버리겠어요?

그리고 치매노인을 돌보게 된 이후에는 가능한 바깥활동을 자
제하였다고 하였다.

어디다 불 놓을까봐 무섭더라구요. 는 라이터 다오, 성
냥 다오, 가스도 가서 담배 피운다고 불 키시더라구요. 그
러니까 집을 비울 수가 없드라구요. 그리고 바깥양반이 친
목회에서도 놀러가자고 그러는데, 참 갈 수가 없데. 노인
네 그러고 계신 양반을 두고 갈 수가 있어야지. 가자고 그
러기에, 아유 난 안 간다고 넓이 목하지 저런 노인네를 두
고 갔다가 일찍 올 수도 없고.

이러한 여러 가지 스트레스 때문에 참여자는 지병인 관절염과
당뇨병이 악화되었다고 하였다. 이에 치매노인을 시설에 위탁하
는 것을 가족들과 상의하였으나 경제적인 부담감이 커서 결국에
는 집에서 끝까지 모시기로 하였다.

아파서 이러는 지가 한 10여년이 넘어요. 당뇨만이 아니고 신장도 신장도 안 좋고 이래서 병원에서 약을 타다 먹은지가 오래됐어요. 그런데다가 이제 신경을 쓰면은 숨이 막혀서 저기를 하니까. 숨통이 확 막혀요. 그냥 그러니까. 그러니까는 어떤 땐 숨이 막혀 가지고 노인네하고 소리를, 그러다 신경질 나서 하다가 숨이 막혀서 가만히, 벌떡 드러누워서 막 문질러 대니까는 남편이 그 안에 무슨 일이 생길까봐 제일 걱정했죠. 신경을 쓰니까 눈도 침침해지고 그러더라구요.

치매노인을 돌보는 과정에서 참여자는 함께 살고 있던 아들내외와 손주를 분가시켜야만 했는데, 며느리가 특히 시할머니와 함께 사는 것을 부담스러워 했기 때문이라고 하였다.

우리는 노인네니까 이해를 하는데 젊은 놈은 정도 덜 들었는데 무섭죠. 아주 저만 나가면 할머니 무섭다고 싫데요. 그러니까 아들이 엄마 몸이 시원찮아서 같이 산다고 하다가, 허구한 날 직장을 갔다 와 보면 노인네가 그렇게 성화를 하니 할 수가 없으니까 나가살겠다고 하더라구요. 그래서 너희 나가고 싶으면 나가 살아라 그랬지. 근데 참 며느리 보기도 미안하더라구.

그러나 참여자는 돌봄 과정에서 자식들의 정신적인 위로와 지지, 그리고 남편의 협조를 많이 받았는데 이러한 지원이 돌봄을 지탱할 수 있는 커다란 힘이 되었다고 하였다.

남편이 마실도 안가고 삶시 세끼 때 되면 어머니가 숟갈질을 못하니까 밥을 떠 넣어 드렸지. 그리고 이렇게 노상 싸니까, 방바닥에다 싸고 그러면, 바깥양반이 다 갖다 오강 부셔다 드리고 걸레 빨아다 방 훔쳐 드리고 했어요. 우리 애들도 다 착해서 며칠에 한번씩 전화해서 안부 묻고 신경 쓰지 말라고 위로해주고……

현재 참여자는 치매노인이 사망한 이후로 신체적, 정신적으로 안정을 찾아가고 있었다.

신경을 덜 쓰니까 눈도 침침한 게 뿌옇고 안보이고 그러더니 요새는 조금 나아졌어요. 가슴 답답하던 것도 주금 나아진 것 같고……

5) E 참여자

이 참여자는 44세 여성으로 79세의 치매에 걸린 시어머니를 2년째 돌보고 있었다. 3남 5녀 중 셋째 며느리이며, 현재 남편과 고등학교와 대학을 다니는 두 명의 아들과 살고 있었다. 종교는 불교이며, 노래방을 운영하고 있었다.

치매노인은 15년 전 연탄가스에 중독된 이후로 기억력이 조금씩 감퇴되었다고 하였는데, 2년 전부터 치매로 의심할 정도로 그 증상이 심해지고 다른 치매 증상들이 나타났다. 치매 증상이 심해지자 형제들이 모여서 가족회의를 하여 둘째 아들이 제사를 맡는 조건으로 시골에 거주하는 참여자 가족이 모시는 것이 좋겠다고 결정이 나면서 함께 모시고 살게 되었다.

남편네가 모두 8형제인데, 큰시숙은 몇 년 전에 앞으로 돌아가셨어요. 그러니까 모실 형편이 안 되고. 자식들도 처음에는 서로가 모셔가겠다고 그랬어요. 모셔가겠다고 그랬는데 어머니가 여기 계신게 제일 어머니 몸에 좋다고 여기 계시라고 한 거야. 주택 가진 사람이 우리밖에 없으니까 우리가 모시게 된 거지. 결정 났을 때 뭐 반대를 어떻게 해요? 남편이 그렇게 하겠다고 결정했을 꺼 아니에요. 한 동네에 사니까, 다른 집으로 갈 데가 없으니까 모셔야 되니까, 그러라고 했지 뭐.

현재 치매노인이 보이는 치매 증상으로는 무엇이든지 집어먹기, 식구들 알아보지 못함, 하루 종일 움직이면서 물건 이동해놓기, 배회 등이 있었으며, 현재까지는 혼자서 화장실 출입을 하고 있으나 가끔씩은 실수를 한다고 하였다.

주방에 먹을 거 있으면 그냥 계속 잡숫는 거야. 파 같은 거 사다놓으면 다 퍼 잡숫고 설사하고. 화장실 같은데 가서도 멀도 안 닦고 그냥 올리시고, 당신이 더러운 걸 못 느끼시는 거야. 안 씻겨주면 말도 아니죠. 저녁에 잠에 취해서 일어나시면은 아무데서나 그냥 누시는 거야. 애들이 자기 직전에 한번씩 누게 하면 괜찮은데 안 누게 하면, 이런데다 오줌 싸셨어. 당신 옷에는 안 싸고, 일어나서 아무데나 내리고 누시는 거야. 옷에는 아직 안 싸요.

밖에 나가시면 집을 못 찾아와요. 그리고 밖에 나가면 신발을 자꾸만 들고 들어오니까 내가 너무 신경이 쓰여서 여기도 위를 잠가놓죠. 안에 있을 때는 못나가게 잠가놓고, 밖에

를 못나가니까 마당에 게시면 하루 종일 뛰어다니시는 거
야. 어디든 빈틈이 있으면 나갈려고 왔다갔다 하루 종일 그
래요.

참여자는 치매노인을 돌보면서 치매를 치료하기 위한 시도는
하지 않았으며, 주변에서 상담하는 정도의 정보수집만 하였다고
한다.
현재 참여자는 치매에 걸린 시어머니를 돌보는 것에 대해서
'마지못해함, 의무적으로 돌봄을 수행함, 감당하기 힘듦' 등으로
표현하고 있었다.

내가 모셔보니까 치매 걸린 노인양반은 딸이 모셔야 겠
드라고. 딸은 핏줄이 섞였으니까 속으로 정이가지. 며느리
는 정이 하나도 없는 거야. 의무적으로 그냥 사셨으니까
할 수 없어서 의무적으로 하는 것뿐이지. 며느리는 살이
섞였어 뭐가 섞였어 진짜. 하루 종일 미운 짓만 하니까 예
뻐할 수가 없어요. 아들도 다 소용없어요, 다 며느리 책임
이지. 머리하나 안 감겨주는데 뭐. 며느리가 하나부터 열
까지 다 해야지. 그냥 할 수 없이 모시는 거지, 솔직히 말
해서. 그런데 이제 신랑하고 살으니까, 며느리고 그러니까
의무적으로 밥도 해드리고, 씻겨드리고 그러는 거뿐이지.
알뜰살뜰 만지고 싶고 그런 정은 없어요.

한편, 참여자는 처음에 시어머니를 모시는 가족결정에 대해서
남편의 뜻을 따랐을 뿐 자신의 의견은 아니라고 하였는데, 돌봄
과정에서 치매노인의 증상은 점점 심해지는 것에 비해서 8형제나

되는 시집식구들이 전혀 도움을 주지 않는 것에 대해서 서운함과 속상함 그리고 분노감을 가지고 있었다.

그땐 이제 형제들끼리 의논을 해가지고 모시기 시작한 거죠. 근데 형제가 하나도 없으면 괜찮은데, 여덟 명이나 있으면서 나 몰라라 하고, 나만 혼낭 고생문이잖아. 그러니 더 화가 나는 거야. 자식은 그러는데 내가 무슨 피도 살도 하나도 안 섞였는데, 며느리가 왜 그걸 치다꺼리를 해야 하는지 화가 나는 거지. 그러니까 어떤 때는 그런 생각도 들어. 매일 전화해서 수고한다고 그런 소리하지 말고 며칠이라도 모셔다가 나 숨통 트일 시간을 달라고. 그런 소리까지 내가 했다니까, 그랬더니 시동생이 서너 달 모시 겠다고 모시고 가더니, 한 달도 안돼서 모시고 왔더라고. 다른 형제들도 그러니까 생전 잘 찾아오지도 않고, 뭐 생 일이나 되고 명절 때나 되고 그래야지 오고. 지네 놀러갈 건 다 놀러가고 그러잖아요. 바쁘게 산다고 그래도. 이 핑 계 저 핑계 대고 그만이에요. 너무 자식들이 무관심 하니 까, 나도 되는대로 한다 그런 생각이 자꾸 드는 거야.

돌봄 과정에서 참여자의 대처에 도움을 주는 가족은 치매노인 을 돌보는 것을 도와주는 두 아들과, 돌봄에 직접적으로 협조하 지는 않지만 참여자를 이해해주고 인정해주는 남편뿐이라고 하 였다. 특히 두 아들은 치매노인과 한방을 쓰면서 스스럼없이 지 내고, 참여자가 밤에 직장(노래방 운영)을 가 있는 동안 할머니 를 돌본다고 하였다.

밤에는 애들이. 애들이 학교 갔다 오면 집에 있잖아요.
그러니까 내가 저녁까지 드리고 가면은 애들 두 형제 있으
니까. 걔들이 그냥 할머니하고 놀고 같이 자고 그래요. 다
른 집 애들은 노인네 저러면 막 냄새난다고 같이 안 잔다고
그런다고 그러는데 우리 애들은 할머니랑 같이 자고. 고맙
지요, 애들이라도. 신랑은 나한테 미안하니까 잘해주지요.
그러니까 크게 볼만 없어요. 신랑하고는 싸우지는 않고 그
냥 투덕거리기는 하지요

참여자는 돌봄으로 인한 정신적 스트레스를 극복하기 위해서
직장에 나가서 기분을 전환하려고 노력하기도 하며, 혼자서 등
산을 하거나 운동을 한다고 하였다.

집에만 있으면 진짜 울화병이 생길 거예요, 근데 난 저녁
이 되면 가게에 가니까. 거기서 많이 해소가 되는 거 같애
요. 노래방 가서 이제 노래듣고 손님들 많이 상대하니까. 저
녁내 있다가 아침에 오거든요. 집에만 있으면 막 짜증나지.
항상 같이 있으니까. 아니면 스트레스 쌓이면 산에 올라가
기도 하고, 밤을 꼬박 새우고 와서도 운동도 하고 그래요.

현재 참여자는 치매노인의 문제행동과 이를 수발하는 것에 대
해서 많이 익숙해졌다고 하였으나, 여전히 마음속으로 자신의 역
할부담을 수용하고 있지는 않았다. 따라서 다른 형제들의 구체적
인 지원과 역할분담에 대한 기대를 갖고 있었다.

그런데 이제 지금은 습관이 됐어요. 처음엔 막 잠을 못

자고 저 가게 나가서 자고 그랬는데, 지금은 하도 그러니까 만성이 됐어. 하도 흔들어도 자는 거야. 여기 와서 문 잠궈놓으면 막 흔들고 그러서. 우리 부부가 잘 때도 그러고. 이제는 상관없이 잠이 오더라구요. 이렇게 모시는 게 별거 아닌 거 같아도, 실지로 모셔보니까 형제들이 와서 몇 만원 주고가거나, 직접 오면은 그런 게 마음적으로 굉장히 위로가 되고, 마음이 전환되는데…… 더 잘해주고. 자식들이 조금만 신경써주면 나도 사람인데 마음적으로 더 잘해주고 싶지.

6) F 참여자

이 참여자는 41세 된 여성으로 5형제 중 맏며느리인데 치매에 걸린 71세의 시어머니를 3년째 돌보고 있었다. 가족관계는 1남 2녀를 두었으며, 현재 남편 그리고 시아버지와 함께 살고 있으며, 종교는 불교였다. 그리고 남편과 함께 편의점을 운영하고 있었다.

치매노인은 3년 전부터 치매 증상을 보여 왔다고 한다. 초기증상은 옷을 부적절하게 입거나 혹은 벗고 다니는 것으로 시작되었는데 이때부터 가족들이 치매라고 인식하였다고 한다.

우리 딸이 하루는 뛰어와서 하는 말이 할머니가 옷을 이상하게 입고 온대요. 그래서 나가봤더니 다리에다 조끼를 입으신 거예요. 바지 입은 데다 입었으면 괜찮지만, 팬티도 안 입으시고 그때 조끼를 끼고 이러고 오셨어요.

현재 가족들이 힘들어하는 치매노인의 증상은 배회, 의사소통 장애 그리고 실금이었다.

노인네가 자꾸 나갈려고 그래요, 저녁에도 나갈려고 그러고, 옷 벗고 나갈려고 그래요. 그리고 이렇게 똥을 싸셔도 어떤 때는 문대는 게 아니라 막 흘리고, 기어 다니고.

참여자는 치매노인과 10년 전부터 함께 살아왔는데, 결혼 당시에도 시어머니가 마음에 들어 결혼결정을 했을 정도로 고부관계가 좋았다고 하였다.

난 처음에 결혼할 때에도 어머니가 너무 마음이 넓으신 게 좋았어요, 오히려 신랑보다 어머님이 너무 마음에 들었어요. 말씀을 하셔도 아량이 엄청 넓으시더라구요. 내가 속으로 배운 게 우리 어머니 무식하고 글씨 몰라도 자식한테 그렇게 베푸시니까 지금 이렇게 똥을 싸도 밉지가 않구나 하는 생각을 해요.

참여자는 자신이 맏며느리이기 때문에 당연히 시부모를 모셔야 된다고 생각하고 있었으므로 치매에 걸린 시어머니를 모시는 것에 대한 스스로의 갈등은 없다고 하였다. 이 전에는 시동생과 동서의 소홀함에 대해서 서운했던 적은 있었지만, 시간이 흐르면서 긍정적으로 생각하려고 노력하여 현재는 마음이 평안하다고 하였다.

말이가 아니면 내가 이거 왜 하나 이게 있을 텐데, 일단은 내가 말이기 때문에 그거는 없어요. 부모를 반반씩 해야 된다 그런 건 없어요.

전에는 바쁘다고 핑계대면서 자주 오지 않는 동서한테 너는 며느리 아니냐 이런 생각이 나니까 갈등이 생기고 역불이 나더라구요. 그러다가 내가 마음을 바꿔먹은거죠. 친동생처럼 생각하기로. 그냥 내 친동생이면 그렇게 밉지 않겠구나 마음을 먹었더니 밉지가 않아요. 지금은 서로 편해요.

돌봄 과정에서 치매노인의 문제행동을 조절하기 위하여 정신과 전문의로부터 약을 처방받아 투약하고 있으며, 시아버지가 밤에는 주로 치매노인을 돌봐주기 때문에 참여자의 역할부담을 덜어주고 있으나, 반면에 참여자 남편의 직접적인 도움은 없다고 하였다.

밤에는 아버님이 함께 주무시면서 어머니를 돌보시기 때문에 자다말고 해야 할 일은 없어요. 그리고 아버님이 낮에도 시간 있을 때마다 휠체어 태워서 동네 한바퀴씩 산책도 하시고, 전에는 보건소에서 하는 치매 프로그램에도 어머니를 모시고 다니셨어요. 그리고 정신병원에서 준 약이 많이 효과를 본 거예요. 지금은 많이 좋아지셨거든요. 그러니까 한결 수월하지요. 우리 남편은 내가 옆에서 보기에도 섭섭할 정도로 부모에게 무뚝뚝하고 어머니한테 뭘 해드리는 게 없어요. 그저 내가 투덜거리면 가만히 들어주는 것 빼고는.

이 과정에서 참여자가 느끼는 긍정적인 측면은 알콜중독증상을 보였던 시아버지가 술을 끊은 점이라고 하였다.

우리 아버님 술주사 때문에 내가 마음의 병이 생겨서 병원에 갔더니 정신치료를 받아야 한다고 그래서 몇 달 동안 치료를 받은 적도 있었어요. 그런데 어머님이 치매 오시면서 할아버지도 그 전에 심하게 드시던 약주를 끊으셨어요. 그래서 가슴 막 불안하고 심장이 막 뛰고 그러던 게 없어졌어요. 그래서 우리 어머님이 나 가슴 불안한 것 없애주려고 세상에 이렇게 되셨나 하는 생각을 해요.

참여자는 돌봄 과정에서 경험하는 스트레스를 해결하기 위하여 자신이 처한 상황에 대해 긍정적인 의미부여를 하였으며, 자신의 행동에 대해서 늘 되새김질하면서 더 나은 모습을 보이기 위하여 노력하였다.

장애아들을 보면서 그런 생각을 했어요. 내 자식이 아픈 걸 우리 어머니가 대신 해주는 거라고. 이렇게 생각을 하면 노인네가 너무 고마운 거예요. 내 애가 장애가 올 수 있는 거를 어머님이 대신 하는 걸로 생각을 하자 전 그렇게 생각해요. 할머니가 아니고 내 애가 그랬다면 이 고통이 더 크잖아요, 내가 정말 어머님은 노환으로 아프신 거잖아요, 근데 만약에 내 애가 그랬다면 정말 자식 아픈 건 못 볼 거 같아요. 그래서 그런 거 빗대서 저는 그냥 생각해요. 그냥 고마운 쪽으로.

한편 신앙을 통해서 정신적으로 많은 위로를 받는다고 하였는데, 스님과의 대화를 통해서 마음을 비우게 되며, 스님에게 하소연하기도 한다고 하였다.

절에 가면 짜증났던 내 마음을 그냥 버리게 되더라구요. 그러니까 갈 때는 참 힘들다가도 거기서 올 때는 속이 후련해지지요, 욕심도 다 버리고, 정말 살아야지 몇 년 산다고 앙앙거리나 그러고 마음을 비우는 거지요.
어떤 때는 어머님 씻길 때도 한번 너무 짜증스럽고 그럴 때가 있어요. 그러면 생각을 해요, 될 수 있으면 며느리 입장에서 씻기면서 성질을 내면은 본인이 좋겠어요? 잘 아시진 못해도 어차피 내가 할 거 같으면 씻기면서 짜증을 내면 하는 나도 힘이 들고 그렇지만 내가 다 비우고 하니까 어머니가 덥지 않아요. 내가 어떻게 이런 힘이 있나 그런 생각을 해요.

현재 참여자는 이렇게 자신이 처한 상황을 긍정적으로 보려고 노력하고 있고, 돌봄으로 인해 얻어지는 유익함에 대해서 적극적으로 받아들이고 있었으므로 편안한 마음으로 치매에 걸린 시어머니를 돌볼 수 있다고 하였다.

막 불안하고 그거는 많이 없어지고, 그리고 의례히 나는 어머님이 고맙게 생각을 하기로 했어요. 그러면 편하고, 나도 정말 살뜰히 하는 거 같고. 마음을 비우면 정말 혼자 흐뭇할 때가 많아요, 남들은 혼자 저렇게 힘들게 사나 그러는데, 혼자 속으로는 편안해요.

7) G 참여자

이 참여자는 58세 여성으로 치매에 걸린 81세의 시어머니를 3년째 돌보고 있었다. 7형제의 맏며느리로, 슬하에 2남 2녀를 두고 있는데, 미혼인 첫째 딸이 함께 살고 있으며, 나머지 자녀들은 결혼 후 모두 분가해서 살고 있다고 하였다. 종교는 불교였다.

치매노인은 3년 전부터 인지장애 및 의사소통장애를 보여 왔다고 하였는데, 현재 참여자는 치매노인의 증상 중에서는 특히 실금으로 인한 어려움을 호소하고 있었다. 그러나 치매를 노화라고 생각하였기 때문에 단 한번도 전문가로부터 치매치료를 받아 본 적이 없다고 하였다.

똥 싸서 한바탕 해놓을 때는 정말 성질이 나요. 씻겨 놓으면 또 싸놓고, 또 싸놓고. 그때는 웃어갖고도 안돼요. 웃어도 그놈의 속 안 풀려. 미치겠어.

참여자는 맏며느리로서 결혼 후 지금까지 36년간 시어머니를 모시고 살았는데, 고된 시집살이를 한 탓인지 고부간의 관계는 원만하지 않았다고 하였으며, 이렇게 나이 들어서 까지 자신을 고생시키는 것에 대해 속상한 마음이 든다고 하였다.

너무 야속하고 원망스러울 정도로 시집살이했어요. 그래서 오죽하면 내가 우리 어머니하고 나는 전생에 무슨 원수가 져서 평생을 이러고 살아야 하냐구요 그러니까 때로는 성질이 나. 내가 인간이기 때문에. 그래서 우리 아저씨한테도 그래. 나는 인간이지 부처가 아니다. 어떤 때는 저것이 훗날

내 모습이다. 그런 적도 있고. 어떻게 생전 젊을 줄 알고 나를 그렇게 심하게 들볶았을까 그런 생각도 들고.

그러나 자신이 맏며느리이기 때문에 아무리 마음으로는 싫어도 시어머니 봉양에 대한 책임이 있으며, 또한 자신이 부모봉양을 잘하는 모습을 보이는 것이 참여자 자신의 자녀교육에 모범이 되기 때문에 반드시 해야 한다고 생각하고 있었다. 그리고 다른 한편으로는 이렇게 힘들게 치매에 걸린 시어머니를 모셔야 하는 것을 자신이 지은 전생의 업보이기 때문이라고 해석하고 있었다.

옛날 우리 같은 시대에는 맏이면 당연히 부모봉양 해야 하는 걸로 알잖아요. 부모인데 어떡해요? 그리고 나는 이렇게 부모 모시는 게 우리 자식들한테 본보기라고 생각해요. 내가 그렇게 되면 내 새끼들도 이담에 그렇게 사는 거라고 생각할 것 아니에요? 그래 난 우리 애들보고 그래요. '만일에 엄마가 치매가 걸려서 그럴 정도가 된다면 방에다가 가둬 놓고 죽이는 한이 있어도 갖다 버리지는 말아라.'
어느 부모나 자식을 기를 적엔 다 참 애지중지 기른 거 아니에요? 그런에도 그 부모를 갖다 버린다는 자체가 난 용서가 안돼. 그러니까 모시는 거라는 것만 알면 되요. 난 이렇게 살아야 되는 것이 전생에 내가 죄를 많이 지어서 그 업 때문에 그런 거라고 생각해요. 그런 생각 안한다면 거짓말이에요. 인간이라면 다 할 꺼야.

　치매노인을 돌보는 과정에서 참여자는 여러 가지 힘든 점을 호소하였는데, 시어머니를 돌봐야 하기 때문에 바깥활동을 자유롭게 할 수 없는 점과, 치매로 인한 실금을 처리하면서 오는 고역스러움 등 정신적 고통을 호소하였다.

　매일 조석도 드려야 되지. 기저귀도 갈아야 되지. 그러니까 특별한 것만 하지 웬만하면 자리를 못 비우죠. 뭘 하려면 기저귀 채워놓고 그 사이에 읍내 같은 데를 뛰어 나갔다 들어오고 그러지. 저러고 계시는 데 못나가지 당연히 못하죠. 저런 분 계신 데 어떻게 활동을 해. 그건 말도 안돼는 거지.

　참여자는 특히 돌봄 과정에서 전혀 도와주지 않는 남편에 대한 서운함이 크다고 하였으며, 이로 인해 부부간에 언쟁도 많이 하였으나, 이제는 도움 받는 것을 포기하였다고 하였다.

　우리 집 아저씨는 전혀 안 도와줘요. 절대 안 해요. 아버지 같으면 자기가 거들 수 있어도 어머니라 못한데. 당신 나아 준 어머닌데 왜 못하냐고 대들어도, 며느리가 있으니까 며느리 시킨데. 그러니까 서운하지요. 많이 싸우지. 성질이 나니까. 그러니까 거기다가 성질부리니까 아저씨는 또 어머니한테 그런다 싶으니까. 또 서운하다고 박박거리게 되고. 나는 나대로 하나도 도와주지도 않으면서 왜 저거 하냐고 박박거리고 그래요. 그런데 요즘에 와서는 기권했어. 내가 손드는 게 낫겠더라고. 못 하겠다는 사람을 어떻게 해.

게다가 남편형제들이 7형제나 있음에도 불구하고 참여자 혼자서 치매노인 수발을 혼자서 도맡아 하고 있기 때문에 힘들고 고달프다고 하였다. 따라서 종종 형제들에 대하여 섭섭한 마음이 생긴다고 하였다.

섭섭한 게 많았죠. 우리 동서들은 착하기는 한데도 근데도 자기 책임하고는 특선 거 같더라구. 솔직히 우리 어머니가 수족을 못 움직이니까 내가 혼자서 목욕을 못시키는데, 이 동서들이 옆에서 살면서도, 형님 '우리가 그동안 못했으니까 목욕은 저희들이 시켜야지'해야 되겠는데 그게 없더라구. 좀 서운하더라고. 그리고 기저귀 같은 것도 자기가 안 모시는 한계에서는 기저귀는 사와야 될 거 아니에요? 시누이들도 착하긴 한데 내가 이렇게 부모님을 모시고 있으면 때로는 전화 같은 거라도 하면서 어머닌 좀 어떠시냐고 하면 되는데, 내가 그러니까 그래 손가락이 파견 나갔냐고 그래도 그건 못하데.

돌봄 초기에 참여자는 치매노인에게 변비가 생기자 적절한 해결방법을 찾지 못해서 60일간이나 방치해 본 적이 있다고 하였다.

어머니가 10일정도 변을 안보시길래 내가 한번은 가만있어 봤어. 진짜 쳐 될 소리지만은 어떻게 되나 하고, 그랬는데 그때서부터 계속 싸. 기저귀를 하루에 일곱 여덟 개를 버리잖아. 그래서 아이스크림 먹고 나면 납작한 숟갈 있잖아요? 요만한 거. 다른 건 안 되겠고 그거로다 파봤어. 그거가지고 몇 번을 해보다가 안되겠길래 결국은 설사약을 드렸어. 60일 만에.

이렇게 시어머니를 돌보는 과정에서 참여자는 돌봄으로 인한 스트레스를 해결하기 위하여 여러 가지 대처를 하고 있었는데, 주로 남편에게 푸념을 하거나 하소연을 한다고 하였다. 그리고 마을 사람들과 어울리면서 이야기를 하거나, 아니면 혼자 집에서 큰 소리로 노래를 부르거나 아니면 명상을 하면서 기분전환을 한다고 하였다.

속상하고 스트레스가 생기면 뽕짝이라도 크게 틀어놓고 혼자도 막 소리 질러가면서 부르기도 하고. 난 노래를 못 부르거든. 그래도 그래야지 속이 좀 시원하고, 후련해지죠. 아니면 아저씨한테 성질부리고, 그래서 풀어요. 그게 또 싫증이 나면 명상의 말씀이라는 프로 있어요. 불교가 아니라 성현의 말씀인가 봐. 그거 차분하게 앉아서 틀어놓으면 또 차분하게 들어가고 반성하고. 그렇게 살아요.

현재 참여자는 다양한 대처전략을 통하여 치매노인을 돌보는 일에 신체적, 정신적으로 어느 정도 익숙해졌다고 하였는데, 이에 대해서 '가다가다 보니까 완전히 면역이 된 것 같아요. 내가 보니까 어느 날인가 모르게 그냥 그 미움이고 원망이고 다 사그러지대. 그냥 봄눈 녹듯이 가슴속에서 사르르르 녹아'라고 표현하고 있었다.

8) H 참여자

이 참여자는 57세 여성으로 치매에 걸린 90세의 시어머니를 7년째 돌보고 있었다. 4형제의 맏며느리인데, 참여자의 남편은 10년 전에 사망하였으므로 현재 치매노인과 단둘이서 생활하고 있었다. 참여자는 슬하에 1남 3녀의 자녀를 두고 있는데, 직장 때문에 서울에서 따로 살고 있으며, 종교는 가톨릭이었다. 치매노인의 병전 성격은 매우 자상하였다고 하며, 참여자와의 관계도 매우 사이가 좋았다고 한다.

시어머니도 본래 나를 딸같이 생각했어요. 나도 하나 시어머니라고 생각 안했어. 자식이라면 벌벌 떠는 노인네셨어요. 얼마나 잘하셨는지, 며느리고 손자들이고 진짜 잘해 주셨는데. 왜 저렇게 되셨는지 정말 희한해요.

치매노인의 문제행동은 5년 전부터 시작되었다고 하는데, 초기 증상은 돈을 훔쳐갔다고 참여자를 의심하는 것이었다고 한다.

처음에는 공장에서 종일 일하고 오면은 돈 훔쳐갔다고, 돈을 분명히 여기 농에다 넣었는데 어디로 갔다고. 돈 훔쳐 갔다고, 그러니까 버선에다 넣었다, 여기 주머니에 넣고 쳐 꼬매고 다니다, 이제 꼬매서 그게 불안한 거야. 그러니까. 또 갖다 웃방에다 넣었다가 안방에다 넣었다가 별짓을 다하고. 이제 어따 둔걸 모르니까 내가 훔쳐갔다 이거지. 진짜 그때 미치겠데. 내가 속이 울화가 터지는 거야. 종일 공장에서 일하고 왔는데 그렇게 달달달 볶으면 사람이 죽을 지경이지. 기가 막히더라니까.

이때 참여자는 정신적 고통이 심하였다고 하였는데, 치매노인 으로부터 직접 받는 고통 외에도, 자신의 어려움을 아무도 이해 해주지 못하면서 오히려 시어머니를 잘 모시지 못한다고 자신을 나무라는 듯한 가족과 이웃의 따가운 시선 때문에 형언할 수 없 는 어려움을 겪었다고 하였다.

어머니가 처음에는 동네사람들한테 우리 집에는 며느리 가 밥두 한 숟갈도 없이 해놓구서 어디로 갔다고. 그런데 사람들이 그 말을 곧이듣고는 애매한 소릴 하는 거예요. 그래서 와서 진짠 줄 알고 밥솥을 열어 봤다고. 다른 거는 참겠는데 동네사람들이 그러는 건 진짜 못살겠데요. 동네 사람들이 그렇게 애매한 소릴 하는 건 정말 속상해요. 맘 고생은 그럴 때가 제일 심했어요.

현재 참여자가 직면하는 치매 증상으로는 의심하는 것 외에도 닥치는 대로 입에다 물건 집어넣기, 소리 지르고 욕하기, 기물을 파손하는 행위, 배회하기, 기이한 행동 그리고 실금 등이 있었 다. 그러나 치매를 치료하기 시도는 해 본적이 없다고 하였다.

잠두 못 자. 문을 박박 긁어서, 요강에다 똥을 누어 놓고 요강을 막 밤새도록 장단을 맞춰. 이렇게 뚜다닥뚜다닥. 아 침에 밥 가지고 가보면 다~ 요강이 다 튀어 가지고 방이 엉 망이 되어 있어요. 똥을 누어 가지고 뚜드리니까. 그렇지 않으면 밤새도록 벽이고 방바닥이고 간에 똥을 가지고 문직 러대는 거야. 아유 말두 못해요.

한편, 치매노인의 상태가 악화되면서 돌보느라 몸은 힘들어졌지만 오히려 마음은 편해졌다고 하였다. 왜냐하면 가족들과 이웃 사람들이 치매임을 확실하게 인식하게 되었고 따라서 참여자를 위로해주고 노고에 대해서 인정해주기 시작했기 때문이라고 하였다.

참여자는 남편이 간경화로 사망하고 현재 혼자 살고 있지만 시어머니를 모셔야 되는 것은 맏며느리인 자신의 몫이라고 생각하고 있었고, 따라서 이로 인한 시동생과의 갈등은 없다고 하였다.

맏며느리라는 게 옛날부터 친정에서부터 그렇게 배워내려 왔으니까 으례 맏이가 모시는 가보다 그렇게 생각해요. 웬만한 여자 같으면 진짜 날려 피우지. 뭐 신상이나 뭐가 있어 꼭 맏이라고 맏이면 자식이냐고. 근데 여태 그건 안 그래봤어. 그렇게 생각하니까 뭐 시동생한테 떠떡 생각은 하나도 없어. 그러니까 떳떳해요. 내가 안 모신다고 어디로 보내던지 저기를 해봐. 내 할 도리를 못 하는 거 아니야. 그죠?

참여자는 돌봄 과정에서 힘든 점이 많았다고 하였는데, 돌봄 초기에 엉뚱한 소리와 의심 증세를 보일 때 겪었던 정신적 고통과, 점차 기력이 떨어지면서 실금 등의 증상을 보이는 치매노인을 수발해야 하는데서 비롯되는 신체적 어려움, 그리고 늘 치매노인을 돌봐야 하느라고 얽매여서 자유롭게 자식들한테조차 가지 못하는 것이 어렵다고 하였다.

처음에는 막 쫓아다니며 욕하고 달달달달 볶으면 가슴이 막 두근두근 하더라고. 그거 말을 막 그냥 하니까, 소리라도 벅벅 질러야 되는데 소리가 안나오니까 지르지도 못하고, 가슴에선 방망이질을 하고 밥이 안 넘어가는 거야. 그러더니 신경성으로 위장병이 오더라구요. 어머니 저러시고 나서는 서울 사는 애들한테도 통 못 올라 가봐요. 시간을 낼 수가 없으니까.

그러나 이렇게 힘든 돌봄 과정에서도 참여자 자녀들로부터 받는 위로와 지지, 동네 사람들의 지원, 그리고 시집 식구들의 인정과 지원은 참여자가 돌봄을 지속할 수 있는 커다란 원동력이 되었다고 한다. 특히 시동생은 하루에도 몇 번씩 참여자에게 전화를 걸어서 치매노인의 안부를 묻고 한편으로는 참여자의 노고를 격려해주기도 하며, 경제적으로도 도움을 주고 있다고 하였다.

처음엔 글쎄 그렇게 나보고 막 원망을 이러 하면서, 왜 그거 보필을 못하느냐 그러고 막, 그러는데 진짜 속상하더라니까. 그런데 지금은 시누고 시동생이고 다 이렇게 알아주니까. 그게 좋은 거지. 시어머니야 저러거나 마나 그래도 날 알아주니까 좋더라고. 그러니까 지금은 오면은 나 위로만 하지. 얼마 전부터는 시동생하고 동서가 미안하니까 생활비도 얼마씩 보태주고 있어요. 시동생은 친동생 같아요, 나한테 참 잘해요.

애들도 일주일에 한번씩 와가지고 목욕시키고 손톱 발톱 깎아주고. 엄마 힘들다고 그렇게 해요. 저희들이야. 할머니 불쌍하다지만 그래도 엄마 위해서 그러는 거지. 그래도 그렇게 마음 써주고 그래요.

참여자는 돌봄으로 인해 비롯되는 정신적 스트레스를 풀기 위해서 주로 일하면서 혼자 속으로 삭이거나, 사람들한테 하소연을 하였다고 한다. 그리고 동네 사람들과 어울리면서 기분을 전환하였다고 하였다. 그러나 점차 시간이 가면서는 자신이 처한 상황을 마음을 비우면서 체념적으로 수용하게 되었다고 하였다. 따라서 현재는 치매노인에 대해서 특별한 감정이 없으며 담담하다고 하였다.

이젠 포기하고 내 팔자려니 생각하고 사니까 마음이 편하더라니까. 이제 얼마나 사시겠어요, 그러니까 때로는 힘들어도 마음속으로 그냥 접어놓고 사니까. 원래 그런 노인네니까 접어놓고 살자. 많이 애태우고 뭐 속상하다고 혼자 울고 볶고 그러면 뭐해요? 아무 것도 소용없잖아. 그냥 잠숙거나 들여 주고 접어놓고 사니까 괜찮아. 이러면서 마음을 자꾸 비우고 편하게 가지고 그러니까 스트레스니 뭐니 그런 거 모르고 살아요. 크게 잘해드리지는 못했어도 마음적으로는 하느라고 했어요.

9) I 참여자

이 참여자는 73세의 여성으로 치매남편을 3년째 돌보고 있었다. 3남 3녀의 자녀를 두었는데, 현재는 이혼한 첫째 아들과 손주와 함께 살고 있었다. 종교는 기독교이다.

치매노인의 증상은 3년 전부터 나타났다고 하며, 초기에는 엉뚱한 소리, 의심 그리고 인지장애 등이 있었다고 하였다. 현재 참여자가 힘들어하는 치매노인의 증상으로는 억지소리하기, 배회, 환각, 인지장애 등이 있었다.

자꾸 나가실라구 해요. 한번은 실종되었었는데 전화연락이 와 가지고 가보니까 저 벌판에 홀딱 벗고 있는 거예요, 여름이었으니까 그렇지, 지금처럼 추웠으면 얼어 죽었을 거예요. 또 어떤 때는 돌아가신 어머니를 부르고 막 울어요. 어머니 보고 싶다고 금방 여기 우리 어머니 있었는데 어디 갔냐고. 어머니가 막 보이나 봐요.

참여자는 치매노인과 재혼을 하였기 때문에 막내딸만 제외하고는 다른 자녀들은 모두 전처소생이라고 하였다. 치매노인을 돌보는 과정에서 막내딸을 제외하고는 자주 방문하는 편은 아니라고 하였다. 함께 살고 큰아들이 치매노인과 자신에 대해서 자상하게 하지 않는 것에 대해서 서운한 마음이 든다고 하였다.

아들 형제는 명일 때나 만나지요 뭐. 명일 때 만나도 우리 아들들은 이상해. 남의 형제들은 이렇게 만나면 서로 어떻게 살았는지 얘기를 하는데, 그런 게 없어요. 각자야 각자. 그래 며느리도 그래요. 왜 여러 형제들 이렇게 만났으면 저 어떻게 사는 방식도 얘기도 하고 그러지 얘기도 없고 그러냐고.
저 큰 아들도 그래도 나갔다 들어오면 아버지 뭐 좀 잡쉈느냐하고 좀 이래야 되는데. 그 말도 저 말도 없고 그저 들어오면 들어오고. 솔직히 말해서 내가 낳은 거 같으면 아들한테 좀 퍼붓고 좀 이러는데 그러지 못하잖아요. 상황이 틀리니까 좋고 그렇다는 말을 못 하겠더라고.

그러나 치매에 걸린 남편을 수발해야 하는 것은 부부로서 당연히 해야 할 도리라고 생각하고 있었다.

내가 해야지. 나 못한다고 남한테 어떻게 시켜요. 내가 하는 끝까지는 해야지. 또 보내놓곤 어떻게 살아? 죽어도 같이 있고, 살아도 같이 있어야지. 할 수 없이 하느님 나라로 간다면은 그땐 어쩔 수 없지만은. 나 좋다고 살고 나쁘다고 뱉고 가면 내가 어디가 복을 받습니까. 복이라는 건 이제 틀렸지만, 내 명대로 이제 살지 못하지. 죽으면 잊어지는지 몰라도.

참여자는 치매에 걸린 남편을 돌보면서 신체적으로 정신적으로 여러 가지 힘든 점이 많다고 하였는데, 하루 종일 집안에 있으면서 남편시중 때문에 얽매여 있는 것이 힘들다고 하였다. 참여자는 최근 몇 년간 일체 동네 마실도 나가지 않으며, 교회출석도 못한다고 하였다.

늘 영감 저렇게 되고 나서 내가 조금만 자리를 비워도 찾으니까 경로당에 나가지를 못했어요. 늘 옆에 있으면서 소변보는 것도 봐주어야지 그렇지 않으면 제대로 못해서 실수를 하니까 어디를 마음 놓고 나갈 수가 없죠. 3년 전부터는 교회도 한번도 못나갔어요.
조금이라도 비워 틀리면 목을 하는거예요 그때는 속이 역붕이 나서 막 내가 소릭 있는 대로 지르는 거야. 정말 속상한 적이 한두 번이 아니예요 마음이 답답해지고 짜증이 나고 그러죠. 그러면 할아버지한테 막 퍼부어 대지. 그렇게 성질 내면 먹는 거 소화두 안 되고 속이 아프고 그래요. 그럼 소화제도 먹고 까스명수도 먹고……

참여자는 돌봄 과정에서 자식들의 지원을 받고 있었는데, 둘째 아들이 근처에 살고 있으므로 정신적으로 힘들거나 분노가 쌓이면 자주 전화를 걸어 울면서 하소연을 많이 한다고 하였다. 특히 막내딸 부부의 도움이 크다고 하였는데, 자주 참여자를 방문하여 위로해주고 격려해주며, 또 경제적으로도 도움을 주었다고 하였다.

속에서 열불이 나서 못 참겠으면 근처에 사는 둘째 아들한테 전화를 해서 내가 아버지 때문에 못살겠다 하면서 하소연을 많이 하고 그래요. 다른 자식들은 자주는 못 와도 명절 때고 오면 나 용돈도 주고 가요.
막내딸은 일주일에 한 두어 번씩 왔다 가요. 사위가 목사니까 차 끌고서 왔다 저녁 한 끼 해먹고 가고. 그러니까 그 딸하고 사위하고는 이 심정을 알지. 다른 사람들은 애기만 듣는 거지 모르지 뭐. 자주 와서 말이라고 위로해주고 가니까 고맙지요

참여자는 돌봄으로 인하여 스트레스가 쌓이면 여러 가지 대처를 한다고 하였는데, 큰 소리로 노래를 하거나 음악 들으면서 춤을 추기도 하며 기분을 전환하기 위하여 노력한다고 하였다.

한편으로는 자신보다 더 불행한 사람들을 생각하고 비교하면서
위로를 구하기도 하며, 끊임없이 자기반성과 기도를 통해서 자
신의 행동과 처한 상황에 대해서 가능한 긍정적으로 생각하려고
마음을 다스린다고 하였다.

　　스트레스 뭐 어떻게 풀어요. 그냥 내가 마음 가라앉히고
음악을 틀어놓고 흔들어 댔지. 혼자. 여기 텔레비전에서
그러데. 하나서 스트레스 못 풀겠냥 소리 질러서라도 풀으
라고. 그래 이제 영감하고 하면서 소리 악을 쓰는 거지 그
냥. 영감한테 악쓰는 게 아니야. 나 푸는 거지.
　　속상하면 그냥 마음속으로 회개도 하고, 나보다 세상에 불
행한 사람이 얼마나 많은데 난 그에 비하면 행복하다 이렇게
생각하면서 마음을 풀기도 하고 그냥 좋게 생각하려고 해요.

　　치매노인에 대해서는 가능한 비위를 맞추어 주려고 노력하고
있는데, 문제행동을 일으킬 때는 미워하는 마음이 들다가도, 의
도적인 것이 아니라 병으로 인해 오는 것이라는 생각을 하게 되
면 한없이 애처롭고 딱한 마음이 든다고 하였다. 그리고 할 수
있는 한 최선을 다해서 보살펴 드려야겠다는 생각을 한다고 하
였다.

　　나한테 언제부터인지 엄마라고 부르더라구, 꼭 애기모
냥. 그러니까 해달라는 대로 해주는 거예요. 하루에도 몇
번씩 밥달라고 그러면 밥 차려주고, 텔레비전에서 음식 나
오면 먹고 싶다고 그러면 그거 해먹이고. 정이 떨어지거나
그런 것도 없고 그저 불쌍하죠. 왜 저렇게 되었을까 생각

하면 한없이 애처로워요. 이제 몇 해 지나가다 보니까 그 냥 돌아가실 때까지는 사는 동안에 잘 보살펴 드려야 겠다 는 마음뿐인데, 속상할 때는 그 맘두 없어져.

10) J 참여자

이 참여자는 71세의 여성으로 82세 된 치매남편을 2년째 돌 보고 있었다. 슬하에 3남 1녀를 두고 있으나 모두 분가하여 살 고 있고, 현재는 남편과 단둘이서 살고 있었다. 종교는 불교였 다.

참여자는 2년 전부터 남편이 끊임없이 밥을 달라고 요구하면 서부터 치매를 의심을 하게 되었다고 하였다.

현재 치매노인의 증상으로는 배회, 기억력 장애, 의사소통장 애, 난폭해짐, 그리고 실금 등이 있었다.

그냥 자꾸 나갈려고 그래서 내버려두지. 저번에는 밤에 네 번을 나가는 걸 붙들었더니 나를 발길로 차고 몽둥이로 패고 그래요.

그리고 아침부터 똥 누는 거를 그 이튿날 새벽까진 그랬 다고. 그래서 문도 쳐 다시 발랐어. 뜯어서. 똥을 막 해 고, 밤새도록 못 자고 나도. 말하면 뭐해요? 똥을 이렇게 만져가지고 바르고, 뭐 갖은 지랄을 다하지. 그래 바지를 다섯 개를 버려가지고 두 개는 내가 아궁이에다 넣었어요 빨 수도 없으니,

참여자는 이러한 치매노인의 문제행동에 대해서는 분노감을 가지고 있었지만 한편으로는 연민을 느끼고 있었고, 또한 자신

을 알아보지는 못하지만 살아서 옆에 있는 것만으로도 의지가
된다고 하였다.

저렇게 병에 걸린 걸 생각하면 한없이 불쌍해요. 그래도
아직 옆에 있으니까 든든하지. 몇 십 년을 살았는데. 아무리
속을 썩여도 살아서 저렇게 숨쉬고 있는 것을 보면 든든해.

참여자의 남편은 젊어서부터 가사경제에는 전혀 신경을 쓰지
않는 한량이었으며, 구타를 많이 하였기 때문에 참여자는 평생
을 고생스럽게 살아왔다고 하였다. 그러나 일부종사에 대한 생
각이 강하였기 때문에 참여자는 인고의 삶을 살았다고 한다.

고생을 많이 했어. 그래서 이렇게 허리가 병신이 된 거예
요. 아주 그냥 술만 먹으면 주정을 해서 여기도 막대기로 두
들겨서 대가리가 갈라져 가지고 막 피가 이렇게 쏟아진 적도
있었어요. 그래도 끝내 자식을 키워야 한다고 갈 줄은 모르
고 그냥 산 거예요. 지금 여자들 같았으면 못 살았지.

따라서 참여자는 치매에 걸린 남편을 수발해야 하는 것은 당
연한 자신의 도리이며 의무라고 굳게 믿고 있었다. 그리고 자신
이 이러한 상황에 처한 것에 대해서는 전생의 죄 값으로 해석하
여 이를 운명론적으로 받아들이고 있었다.

젊어서 좋을 적에는 같이 살았는데 늙어서 그걸 그렇다
고 갖다 내 버릴 수가 있어? 내가 허가 되지. 죽으면 어차
피 떨어져 살 텐데 살아 있는 동안은 내가 공로를 해야죠.

이렇게 내가 고생하는 것은 전생에 지은 죄가 커서 그래
요. 팔자가 사나운거지

참여자는 치매남편을 돌보면서 여러 가지 힘든 점이 많다고
하였는데, 허리가 굽어서 활동이 자유롭지 못하기 때문에 직접
적인 돌봄을 감당해야 하는 것에서 오는 신체적 어려움이 가장
크다고 하였다. 그리고 경제적으로 궁핍하기 때문에 자식들이
보내주는 약간의 생활비와 자신이 여전히 일을 해서 생계를 꾸
려나가야 하는 처지가 힘들다고 하였다.

할아버지가 맨발로 바지도 벗고. 똥은 싸서 한 바닥 해
놓고. 그래 또 일으키려니까 못 일으켜서 팔도 이게 어깨
쭉지가 빠졌었어요. 저번에는 또 할아버지 시중을 들다가
어떻게 잘못 됐는지 자고 일어나니까 이 팔하고 다리하고
힘이 없어. 일어나서 오줌을 누려고 일어서니까 이가 힘이
없어 가지고 벌벌벌벌 떨리고, 다리도 이렇게 떨리더라고.
그래서 내가 할아버지 붙들고 막 울었어요. 이제 중풍이
오는가본데 같이 약 먹고 죽자고, 통곡을 하면서

그 외에도 24시간 치매노인을 지켜보아야 하고, 배회 등의 문
제행동 때문에 늘 긴장하고 불안하게 생활하는 것, 그리고 실금
을 처리하면서 생기는 분노 때문에 정신적으로 너무 지쳤다고
하였다.

할아버지 저렇게 되고 나서부터는 신경이 예민해가지고
나도 잠을 잘 못 자요. 저녁때도 TV를 볼래면 혹시 할아버

지가 몰래 나가지 않을까 싶어서 마음이 저릿저릿 하지. 쫒아 나오는 거 같고, 어떤 땐 섭찟하고.

이러한 과정에서 자식들의 지지와 동네 사람들로부터 받는 지지가 참여자에게 큰 힘이 된다고 하였다.

아들네가 내려 와서 아버지 이발도 시켜주고 손톱도 깎고. 며느리들도 오면은 방에 이거 다 걷어서 내다가 훌훌 털어서 놓고, 이 이불빨래 이런 것도 며느리가 갖다가 빨아서 올 때 가져오고 그래요. 우리 딸도 착해서 매일 전화해서 나 위로해 주고 그러죠. 가끔씩 생호라비도 보내주고. 동네사람들도 가을에 농사지어서 친한 집은 쌀 두어 말씩 가져오고 또 저거한 사람들은 한 말도 가져오고 그래요. 그리고 우리 할아버지 나다니면 늘 찾아다주죠.

돌봄 과정에서 참여자는 스트레스 때문에 울거나 푸념을 하였고, 치매노인에게 소리도 지르고 하였다고 한다. 그러나 시간이 흐르면서 치매노인에 대한 대처방법이 달라졌는데, 현재는 어린 애처럼 얼리면서 비위를 맞추어주고 있다고 하였다. 한편으로는 동네 사람들과 교류하면서 술 마시고 노래도 하며 기분을 전환하려고 노력한다고 하였다.

현재 참여자는 여러 가지 어려운 여건 때문에 돌봄으로 인한 스트레스는 계속되고 있지만, 헌신적으로 최선을 다해서 치매노인을 돌보기 위해서 노력하고 있었다.

11) K 참여자

이 참여자는 70세의 여성으로 77세 된 치매남편을 3년간 돌보고 있었다. 슬하에 2남 2녀를 두었으나 모두 분가해서 살고 있으며, 현재는 두 부부만 함께 살고 있었다. 종교는 불교였다.

치매노인은 8년 전부터 경미한 뇌졸중을 앓아왔다고 하며, 3년 전부터는 기억력 장애와 인지장애 그리고 의심, 배회 등의 치매 증상을 보였다. 이 중에서도 참여자를 가장 힘들게 했던 증상은 의심과 실금이었다. 그러나 이러한 문제증상 때문에 치매치료를 받아 본 적은 없다고 하였다.

아주 싸댔적에는 그냥 내가 이렇게 기저기를 못 채웠어유, 기저기 채워넣구 어느 도 나두 통해야지 이걸 벗구. 그냥 이렇게도 못 입고 통해야 되는데 그렇게두 못하구. 그냥 싸기 시작만 해두 어쩔 때는 며칠은 안 싸다가두, 싸나 그러면 7-8벌을 저 빨아야 되요. 그냥 청일 빨다시피 했지 그냥 빨아놓으면 또 싸구, 또 빨아서 놓으면 또 싸구. 여북하면 아랫도리를 뱃겨봤어. 잠시만 안 들여다보면 옷이고 방바닥이고 간에 똥으로 처범벅을 해놓으니까.

참여자는 돌봄 과정에서 여러 가지 치매노인이 보이는 문제행동으로 말미암아 형언할 수 없는 고통을 겪었다고 하였는데, 참여자 자신도 관절염 등으로 건강이 좋지 않음에도 불구하고 혼자서 모든 수발을 다 맡아서 해야 하는 신체적 버거움이 크다고 하였다.

그리고 실금 등의 문제를 처리하면서 오는 정신적인 고통도 컸다고 하였으며, 자식들이 지원해주기는 하여도 경제적 어려움이 있었다고 하였다.

아유 말도 못해요. 속에서 어느 때는 열불이 나고. 할아버지하고 내가 많이도 싸웠어요. 진짜로 그런 꼴 되면은 아주 많이 편하지가 않아요. 욕이 저절로 나오고.
내가 어북하면 사람들보고 자식들이 갖다 내버리겠냐고 그랬어. 자식은 그 꼴 못 봐. 부모의 일은 자식들이 그걸 못 봐. 한두 번도 아니고 많이야. 하루 이틀도 아니고 많이야. (울면서) 못한다고 그랬어. 오죽 힘들면 갖다버리겠냐고. 어북하면 내가 그런 소리 다 했어

그러나 어떠한 어려움 속에서도 자신이 살아있는 한 치매노인을 끝까지 돌봐야겠다는 책임감을 수용하고 있었으며, 그것이 부부로서의 도리를 다하는 것이라고 믿고 있었다.

아무리 힘들어도 어떻게 저 노인네를 다른 양로원 같은 데다가 보내겠어요. 내가 끝까지 데리고 있어야지. 자식들이 보고 있는데 내가 할 도리를 해야지

돌봄 과정에서 참여자는 자녀들로부터 직접 돌봄에 대한 도움은 받지 못했으나, 정서적으로 위로와 격려를 받았고 생활비 보조도 받았다고 하였다. 치매가 발생한 초기에는 가까이 살고 있는 큰아들과 살림을 합치게 되었으나, 치매 증상이 악화되면서 며느리의 제안으로 다시 분가하였다고 한다. 함께 사는 동안에도 며느리가 직장을 다녔기 때문에 치매노인을 돌보는 일은 전적으로 참여자의 책임이었으며, 며느리에게 폐를 끼치지 않겠다

는 의지가 강했으므로 며느리가 신경 쓰지 않도록 배려하였다고
하였는데, 한편으로는 무관심한 큰며느리에 대해서 서운한 마음
을 가지고 있었다.

며느리가 직장에 다니니까 같이 있을 적에도 아침에 나
가면 저녁에 들어오고 그러니까. 며느리 있어두 눈에 한번
도 안 띠게 싸두 뭐 내가 저 그냥 쓸고 닦고 그냥 냄새 안
나게 창문 열고 닫으니까. 눈에는 안 뜨지만 며느린 알 테
지. 싸는 건 알어.
며느리도 직장에서 종일 시달리다 오면 진짜루 뭐 힘들
지. 힘든데 딱 들어오면 "어머니 밥 잡셨어?", "아버지
뭐 좀 잡셨어요?" 그러지 않고. 저 먹고 왔을 때는. 그냥
애들하고 제 방으로 들어가고. 그럴 때 서운하구.

참여자는 돌봄으로 인한 스트레스를 푸는 특별한 방법은 없다
고 하였으며, 주로 친구들에게 하소연을 하거나 아니면 잠깐씩
산책하면서 기분을 전환하는 정도였다고 하였다.

풀긴 뭘 풀어. 그냥 참는 거지. 아니면 같이 있다 갑갑
하면 그냥 바깥에 휭 나갔다 좀 앉았다가 들어오고 그러
지. 할아버지 저러고 나서는 시간을 낼 수가 없어서 3년째
절에도 못 가는데

현재 참여자는 치매노인을 혼자 수발하는 것에 대해서 버거워
하고 있으나, 할 수 있는 한 최선을 다해 돌보려고 노력하고 있
다고 하였다.

12) L 참여자

이 참여자는 62세의 여성으로 치매에 걸린 남편을 6개월간 돌보았으며, 면담당시에는 치매노인이 사망한지 2개월 경과한 상태였다.

참여자는 3남 3녀의 자녀를 두었으나, 현재는 한 명의 손녀와 함께 살고 있으며, 종교는 없었다.

6개월 전에 가장 의지하던 36세 된 둘째 아들이 간경화로 갑작스럽게 사망하게 되자 참여자 부부는 형언할 수 없는 충격을 받았는데, 이로 인해 남편에게서 갑자기 치매 증상이 나타났다고 한다.

이후 치매노인은 6개월간 여러 가지 기이한 문제행동, 실금, 배회 등의 증상을 보였다고 하며, 참여자는 치매노인에게 망치로 맞아서 치아가 몇 개나 부러진 적도 있다고 하였다.

나가서 그냥 비를 맞고 서있고, 나가서 있다가 신발도 내버리고 오고, 그냥 망치로 우리를 때리고 그러는 거야. 마당에 가서 멀쩡히 있다가 똥을 싸고 다니고,

제일 힘들었던 게 집에 불지를까봐 노심초사한거예요. 왜냐하면 라이터를 갖고 담배 불을 댕겨서 아무데나 버리고 해서 여러 번 불도 났어요. 그리고 맨날 나다녀서 붙잡으러 다니는 게 그게 제일 힘들었어요.

그러던 중 치매노인은 말없이 집을 나가 실종되었다가 3일 만에 근처 저수지에서 동네 사람들이 발견하였는데 곧 사망하였다고 하였다.

　　참여자는 심각한 가족문제를 많이 갖고 있었는데, 현재 함께 살고 있는 손녀딸은 막내아들의 소생이나, 두 부부가 이혼하면서 참여자가 맡아 키우고 있는 상태였다. 그 아들은 현재 교도소에 3년째 수감중이었다. 그리고 맏아들은 경제적으로 너무 어려워 참여자에게 전혀 도움을 줄 수 없는 상황이라고 하였다.

　　막내아들이 이혼하고 나서 외국 가서 일년 있다가, 계집애를 하나 사귀어서 다방을 한다고 청주로 내려갔어요. 근데 그거 다방 레지들을 소개를 해 주는 거 때문에 뭐가 잘못되어 인신매매로 걸려서 감옥소에서 올해 3년째 살아요. 이제 한 석 달만 있으면 나오기는 하는데. 그러니까 내가 더 이렇게 늙지.

　　참여자와 치매노인과의 관계는 치매노인이 다른 여자와 동거를 하는 등 집에 충실하지 못했기 때문에, 젊어서는 거의 떨어져 살 정도로 원만하지 못하였다고 한다. 부부가 함께 한집에서 생활한 것은 전체 결혼생활 50년 중에서 27년뿐이라고 하였다.

　　정답게 살긴 뭐 집에 있었어야 살죠. 한 3년을 소식이 없다가 누가 그래 어디 사는 거 같다고, 그래서 가보니까 거기서 마누라 얻어서 살더라구요. 그러구서 와가지고 애 좀 들어설만하면 저 뒷동산을 해서 밤에 와가지고, 뒷문으로 들어와 가지고 닭만 울면 또 가. 그럼 밤새도록 싸우고 그러면 애가 되고. 그렇게 해서 애 낳은 거예요, 나. 부부생활도 제대로 않아서 못하고, 애 낳은 거예요.

치매노인을 수발하면서 참여자는 힘든 점이 많다고 하였는데, 가장 힘든 것은 참여자 자신의 건강문제라고 하였다. 참여자는 3년 전 교통사고 후유증으로 좌측 눈이 잘 안보이고 팔. 다리도 약해져서 활동하는 데에 장애가 있었다. 따라서 치매남편을 돌보는 데 많은 어려움을 겪었다고 한다. 따라서 치매노인을 돌본 6개월 동안 체중이 8kg이나 빠졌다고 하였다.

나도 장애가 와서 손발을 잘 못쓰는데 할아버지까지 저러니까 정말 힘들었어요. 내빼면 빨리 붙잡아야 하는데 기운이 없어서 어느 때는 내버려 둘 수밖에요.

또한 경제적으로도 매우 궁핍한 편이라 생계유지가 어려울 정도라고 하였다. 그런데 큰딸이 치매노인을 돌보는 과정에서 정신적인 지지뿐만 아니라 경제적 지원 등 실질적인 많은 도움을 주고 있다고 하였다. 따라서 수발에 관한 모든 의사결정은 큰딸과 함께 하고 있다고 하였다.

손자랑 딸이 와서 엄마 목욕탕에 가자 그러고, 데리고 가서 목욕 척 시키고. 머리도 이렇다고 머리도 가서 깎아주고. 나 사고 나고 여지껏 우리 식구 옷이고 먹고사는 거고 다, 신발이고 뭐고 딸이 다 해주고 있어요. 사위가 착해요. 체구는 조그마해도 아주 사람은 착해요.

그리고 치매노인을 돌보면서 정신적으로도 형언할 수 없이 힘들었다고 하였는데, 이러한 스트레스로 인하여 긴 한숨을 쉬는 습관이 생겼고, 울면서 생활하는 날이 많았으며, 두통 때문에 거의 매일 진통제를 복용하였다고 하였다.

아유 며칠 거 같았어요. 금방 뭐 죽을 거 같아요, 하도 속이 상해서. 그래도 어떻게 해요. 내 팔자겠지. 나도 이렇게 돼 갖고 죽지 않고 살아서 저런걸 보는걸. 그냥 혼자 울고 이렇게 사는걸. 너무 속상하니까 삐쩍 말라서 옷이 맞는 게 없었어요. 그리고 머리만 그냥 쪼개지는 것처럼 아파 가지고 두통약을 노상 먹으면서 살았어요. 사는 게 아니었지 그 때는 피를 토하고 막 죽고 싶을 때가 많았어요.

이러한 신체적, 정신적 그리고 경제적으로 어려운 여건 때문에 참여자는 치매노인을 수발하는 것에 적응을 잘 하지 못하고 소극적이고 부정적인 대처를 많이 하였는데, 주로 신세한탄을 하면서 울거나 푸념을 하였고, 동네에서 근무하는 보건진료원을 찾아가서 하소연을 자주 하였다고 하였다. 그리고 종교는 없었지만 치매노인이 호전될 수 있도록 소망하며 밤마다 일어나서 기도했다고 하였다. 치매노인이 사망한 이후에 현재 참여자는 서서히 정신적으로나 신체적으로 안정을 찾아가고 있는 중이었다.

저렇게 죽고 없으니까 그전에는 살이 42kg나 갔었는데 자꾸 먹고 앉아 있으니까 얼굴에도 살이 붙었어요. 이제는 50kg이에요. 머리 아픈 것도 덜해졌고.

13) M 참여자

이 참여자는 76세의 여성으로 치매에 걸린 남편을 3년째 돌보고 있었다. 부부관계는 법적 혼인관계는 아니지만 30년째 함께 동거하고 있다고 하였다. 종교는 기독교였다.

내가 26세에 남편 사별하고 내내 혼자 살다가 47세에 이 영감 만나서 같이 살았어요. 왜 정식으로 호적에 안올렸나 하면 전 남편하고 사이에 아들이 하나 있는데 그 아들 호적을 지저분하게 하고 싶지 않았어요.

치매노인은 3년 전부터 치매 증상을 보여 왔으며, 현재 참여자가 인식하는 문제점으로는 배회, 실금, 인지장애, 의사소통불능 등이 있었다. 초기에는 치매를 치료하기 위하여 병원에도 다녔으나 효과가 없어서 중단하였다고 하였다.

매일 나가요, 매번 붙잡아 다닐 수도 없어서 그냥 내버려 두는 거예요. 그저 먹여만 주면 나가고 그러지요. 전에는 먹으면 잘 새기고 했는데 이제는 이렇게 똥자루를 달고 다녀요. 옷도 아침에 갈아 입혔는데 또 더럽혀서. 내복도 못 입혀요.

치매노인과의 병전 관계는 원만한 편은 아니었으나, 정신적으로 많이 의지하고 살았다고 하였는데, 참여자는 이에 대해 '할아버지를 미워할 적도 많고, 구박할 적도 많고, 싸움도 많이 하면서 31년을 살았어요. 맞기도 많이 맞았죠'라고 하였다. 치매노

인은 슬하에 1남 1녀가 있는데, 거의 왕래가 없으며 특히 아들
과는 15년째 소식이 끊겼다고 하였다.

참여자 역시 1남 1녀의 자녀를 두고 있으나, 치매노인과의 동
거로 인해 비롯된 불화로 가까이 살고 있어도 거의 왕래를 하지
않는다고 하였다. 이에 따라 참여자는 자식들로부터 받는 지원
이 전혀 없다고 하였다.

며느리하고 마음이 안 맞아서 집을 나와 살다가 이렇게
재혼을 했더니 우리 아들이 새 영감 얻었다고 나를 안보겠
다고 그래요. 지금도 전혀 안 돌아봐요, 왜 사서 고생을
하느냐고. 남편 자식들도 뭘 하는지 통 안내려오니까 소식
이 끊겼어요. 15년이나 되었어요. 이제 할아버지 죽으면
연락이나 해야죠

참여자는 치매노인과 법적인 부부관계가 아니어서인지 다른
참여자들이 치매노인을 돌봐야 하는 것에 대해서 도리나 의무를
다해야한다고 인식하는 것과는 대조적으로 '봉사하는 것'으로
표현하고 있었다. 또한 치매남편을 돌봐야 하는 이유가 치매노
인에 대한 연민 때문이라고 하였다.

이렇게 자원봉사로 고생을 하는 거예요. 그러니 어떡합
니까? 어느 자식도 안 돌아다보고 쭉쟁이 같은 것 나 하나
바라보고 사는데 버릴 수도 없고……

치매노인을 돌보면서 참여자는 여러 가지 어렵고 힘든 점이 많
다고 하였는데, 가장 심각했던 것은 자식들이 전혀 지원을 하지 않

앉으므로 경제적 어려움이 크다고 하였다. 그리고 참여자의 건강
이 좋지 않아서 거동 시에도 지팡이에 의존해야 할 정도였으므로
치매노인을 일일이 따라다니면서 수발해야 하는 것이 신체적으로
버겁다고 하였다. 이렇게 남편수발과 생계유지에 대한 책임을 모
두 혼자서 떠맡아서 해야 하는데서 오는 스트레스 때문에 자살충
동까지 느낄 정도로 정신적 고통이 심하다고 하였다.

　내가 이렇게 잘 견지도 못하는데 고생이 많도 못해요. 누
구한테 이야기도 못하고 그래서 전에 농사짓던 농약이 있어
서 몇 번이나 죽으려고 생각도 해봤어요. 하루 종일 똥치우
고 빨래하고 그러다 보면 속에서 불이나요. 불이 나면 빗자
루나 나무 토막으로 너 죽고 나 죽자하고 막 두들겨 패는 거
예요

　그러나 참여자는 경제적 어려움을 해결하기 위하여 적극적인
대처를 하기 시작하였는데, 참여자가 독실한 기독교 신자이므로
교회를 통해서 정신적. 물질적인 도움을 받기도 하며, 읍사무소
나 군청의 사회복지부서를 찾아다니면서 자신의 어려움을 호소
하면서 물질적 도움을 받는다고 하였다.

　배기다 못해서 그냥 많이 얻어다 먹었지요. 갚러교회 나
가니까 갚러교회에서 먹고, 군청사회계에서 달래다가 먹
고, 읍사무소 사회계에서도 가져다 먹고. 그냥 근근이 이
렇게 얻어먹으면서 사는 거예요.

한편, 참여자는 돌봄으로 인한 정신적 스트레스를 해결하기 위해서는 주로 기도와 찬송을 부르면서 마음을 다스린다고 하였다. 그리고 치매남편을 수발해야하는 역할을 소명으로 받아드리려고 노력한다고 하였으며, 노래를 부르거나 산책하면서 기분을 전환한다고 하였다. 한편, 위의 대처방법으로 마음속에 쌓여 있는 분노가 없어지지 않을 때에는 치매노인에게 욕을 하거나 때리면서 화풀이를 하는 때도 있다고 하였다.

힘들면 마구 눈물이 나고, 할아버지한테 욕도 퍼붓고 때리기도 해요. 그러다가 얼른 회개하고 찬송을 부르죠. 그리고 열심히 하나님한테 기도를 합니다. 그러면 훨씬 마음이 편안해져요

치매노인을 돌보면서 참여자는 대인관계에서 이전보다 훨씬 성격이 거칠어지고 공격적으로 변하였다고 하였다.

현재 참여자는 어려운 여건 때문에 치매노인에 대하여 분노와 측은한 양가감정을 동시에 가지고 있기는 하지만, 열심히 신앙에 의지하면서 헌신적으로 수발을 하고 있었다.

14) N 참여자

이 참여자는 54세의 결혼한 대졸여성으로 13년째 치매를 앓는 친정어머니를 돌보고 있었다. 치매노인은 현재 여자 85세로 72세에 치매진단을 받았으며, 치매 증상으로 인한 불화로 친정 아버지는 미국에 거주하는 아들집으로 피신하여 8년간 생활하다

가 사망하였다고 한다.

처음으로 친정어머니에 대해서 치매가 아닐까 의구심을 가지게 되면서 정신과 전문의를 찾아가 정식으로 치매진단을 받았으며, 입원권유도 받았으나 친정아버지의 반대로 실행에 옮기지는 못하였다고 한다. 이러면서 치매 증상이 서서히 악화되다가 3년 전부터는 심한 인지장애와 기억력 장애, 실어증 그리고 실금 등의 문제행동까지 생겼다고 하였다.

정말 일일이 얘기를 하면 참 기가 막히죠. 뭐 똥덩어리를 들고 고구마 먹으라고 주고, 오줌을 찍어 먹으면서 간이 덜 됐다고 그런 거를 내가 누구한테 얘길 하겠어요. 엄마가 자꾸 돌아다니니까 우리가 묶어 놓기도 했어요. 자꾸 일을 저지르고 뭐 칼을 들고 와가지고 숟가락이라고 잡고 이러니까 위험하고 그래서 이제 묶어 놓는데, 묶어 놓는것두 뭐 그것두 그냥 기분이죠. 끈으로 하면은 괜히 가슴이 아프니까 마후라 같은 거로, 이제 그런 거 보면 가슴이 아프죠.

치매노인을 돌본 기간은 13년째인데 참여자가 이렇게 책임을 맡아서 하는 이유는 친정오빠 둘은 20년에 미국으로 이민 가서 살고 있기 때문이며, 친정언니는 집안에 다른 환자가 있어서 치매노인을 맡을 수 없는 상황적 불가피성에 의해서라고 하였으며, 자식으로서 당연히 해야 할 도리이기 때문이라고 하였다.

우리 오빠 둘은 오래 전부터 미국에서 터 잡고 살고 있는데 저런 엄마를 모실 수가 없죠. 그리고 언니도 자기는 엄마를 못 모신다고 그러더라고. 지금 우리 형부가 지금 앞으로 투병중이거든요, 앞으로 수술을 했어요. 방광을 잘라낸 상태거든요. 형부하나 하는 것도 나는 너무 버거운데 어떻게 하느냐 이래서,

이에 따라 참여자는 어머니가 사시던 아파트에 별도로 간병인을 두어 치매노인을 돌보도록 하고 있기 때문에 직접 돌봄에 대한 부담감은 없다고 하였다. 그러나 간병인 월급과 생활비에 대한 경제적 부담감은 가지고 있다고 하였다.

이제 엄마가 딱 병이 나고 그러니까 언니하고 나하고는 돈을 매달 보내고, 반찬 해다 주고, 생활용품 조달해주고 그러죠. 엄마 상태가 이제는 많이 좋아져서 일주일에 한번 정도 찾아뵙고 있어요. 그런데 내가 생각해도 나나 우리 언니가 직접 모시는 거는 불가능할 것 같아요. 우리도 가족이 있고 생활이 있는데 어떻게 그렇게 모시고 있겠어요? 이제 우리가 이렇게 닥치고 보니까 정말 집안에 이런 환자가 있으면, 그 가정 자체가 붕괴되는 건 확실해요. 지금 이렇게 따로 모시고 있으니까 그렇지, 아니면 어디 요양원 같은 데를 알아봐야죠.

참여자는 초기에 치매노인에게서 증상이 나타날 때는 정신적으로 힘들고 아버지가 한국에서 살수 없을 정도로 부모님 관계가 악화되었던 시점에서는 어려운 부분이 많았지만, 이제는 어머니에 대한 연민만 남았고 그 외에 돌보는 일 때문에 받는 신체적, 정신적 스트레스는 없다고 하였다.

처음에는 우리가 지옥이 따로 없다고 그랬죠. 그리고 우리 아버지는 매일 굉장히 괴로워 가지고 남한테 말도 못하고 계셨죠. 맨 날 막 아버지보고 있지도 않은 여자 전화번호를 대라니 어디 가서, 애인이 있다고 막 뒤집어씌우니까 이제 없다고 그러면 그거 댈 때까지 난리를 피우고 밤에 잠을 못 자게하고 들볶고 하니까, 나중에는 견디다 못해서 아무 전화번호나 대면 금방 연락해 보고. 그게 아니면 막 본에 못 이겨가지고 막 두들겨 패서 온 몸에, 우리 아버지 다 흉터에, 또 한났다고 물바가지 뒤집어 쓴 게 한 두 번이 아니라구요. 나중에는 견디다 못해가지고 우리 집에 피신해 와있었는데 엄마가 우리 집까지 쫓아와서 온 집안을 뒤지고 다니고… 그거 생각하면 이건 지옥이지 사람 사는 게 아니었어요.

참여자는 이렇게 치매노인을 돌보면서 오히려 남자형제들이 미국에서 살고 있기 때문에 오빠나 올케에게 부모봉양에 대한 기대를 하지 않았으며, 언니와 역할분담을 하면서 친정어머니를 모시기 때문에 돌봄으로 인한 가족간의 갈등은 없다고 하였다.

오히려 여기 오빠가 한국에 없어서 낫다고 생각해요. 아니면 올케하고 뭐 오빠가 있는데 이럴꺼고, 올케는 사실 뭐 그렇게 시어머니에 대한 애틋한 감정이 있겠어요? 그러면 의무감으로 하면 아무래도 니가 해라 내가 왜 하느냐 이렇게 의견 대립이 있을 수도 하니까, 오히려 없으니까 아예 생각을 안 하니까 나은 거죠, 언니랑 나랑은 또 너무 두 사람이 의견이 잘 맞아서 우린 편해요 오히려 언니는

엄마 이렇지 않으면 우리가 이렇게 자주 만나겠니? 라고
할 정도에요.

현재 참여자는 시간이 흐르면서 치매노인을 있는 그대로 받아
들일 수 있으며, 간병인을 활용하면서 치매노인을 돌보는 역할
에 익숙해지고, 마음이 편하다고 하였다. 다만 돌봄 기간이 길어
지면서 경제적 부담감이 있다고 하였다.

지금은 편안하죠. 그러니까 앞으로도 오래 사실 걸 각오
하고 있으니까 느긋하게 생각하려고 해요. 엄마 저런 모습
보는 것이 처음에는 가슴이 아팠는데 그것도 적응이 되는
것 같고. 난 우리 엄마 때문에 받는 스트레스는 전혀 없어
요. 그냥 갔다 오면 궁금하고 보고 싶고. 물건 떨어지면 사
다가 갖다 드리고 하면 되니까. 이렇게 생활하는 게 몸에
밴 거에요. 단지 시간이 오래 가니까 경제적으로 빠듯해지
는 것이 걱정이기는 해요. 몇 년 전부터는 우리 식구들 양
말 한번 못 사주었어요. 앞으로 더 힘들어지면 오빠들하고
의논을 해야겠죠.

15) O 참여자

이 참여자는 56세 여성으로 치매에 걸린 친정어머니를 3년째
돌보고 있었다. 참여자는 1남 2녀 중 장녀로, 슬하에는 4녀를
두고 있는데, 첫째 딸만 출가하였고 나머지는 함께 살고 있으며,
종교는 기독교였다.

치매노인은 전직이 의사였는데, 3년 전부터 치매 증상을 보였
다고 한다. 초기에는 가족들이 건망증으로 오인했으나 점점 증상

이 심해지면서 병원에서 치매진단을 받았다고 한다.

현재 참여자가 힘들어하는 치매노인의 문제증상으로는 인지장애, 기억력 장애, 일상생활수행능력의 상실, 그리고 실금 등이 있었다.

근데 뭐 정신적으로 힘든 것보다는 대소변을 못 가리는 거, 그게 제일 힘들고. 솔직히 그 대변 치우는 게 제일, 그거 다 닦아 줘야 돼. 매일 목욕을 시키는데 그게 깨끗한 상태로 유지를 하면 좋은데 어느새 똥을 싸니까. 그게 이제 참 힘들어요.

참여자에게는 남동생과 여동생이 있는데, 남동생은 생활능력이 없고 가정적인 문제로 부인과 별거중이어서 어머니를 모실 수 없는 형편이라고 하였다. 따라서 치매어머니를 돌보는 일에 거의 도움을 주지 못하고 있으며, 부모를 반드시 아들이 모셔야 된다고는 생각하지 않는다고 하였다.

남동생은 생활력이 없어서 식구들하고도 떨어져 살고 있기 때문에 맡을 형편이 안 되기 때문에 내가 제일 적당하니까 모시게 된 거죠. 내가 효녀가 되서 맡은 게 아니라 나 밖에는 가실 데가 없어요. 자식인데 당연히 해야죠 뭐.

그러나 돌봄 과정에서 여동생이 많은 지원을 한다고 하였는데, 정신적 지지와 함께 참여자를 도와 줄 가정부를 고용하는 비용까지 부담하고 있다고 하였다.

우리 여동생은 천사 같아요, 너무 착해요. 엄마한테 무슨 일이 있으면 동생이 의사니까 잘 알잖아요? 그러면 얼른 쫓아오고, 늘 전화를 걸어 나를 위로해 주기도 하고 그래요. 그리고 요즘 우리 남편이 하던 사업이 잘 안되니까 가정부 쓰라고 한 달에 백만 원씩 보내주죠.

이렇게 입주가정부와 함께 집에서 치매노인을 돌볼 수 있으므로, 참여자의 신체적 부담감이 한결 수월하다고 하였다.

엄마가 나빠지니까. 혼자서 어려우니까 가정부를 쓰게 된 거죠. 처음에는 이제 엄마 돌보라고 했는데 그렇게 맡길 만한 사람이 아니라서 대신 나 대신 집안일을 하게하고, 엄마는 거의 내가 보다시피 했는데 그래도 이제 내가 외출하거나 그럴 때는 아줌마가 보죠.
만일 가정부를 쓸 형편이 안 되었으면 나는 정신이 돌았을 거예요. 엄마 밥 먹이고 닦이고 그것만 해도 시간이 많이 가는 거예요. 닦이고 밥 먹여봐요 세 번을. 그러면 시간 다가지, 빨리 먹는 사람도 아니고, 이렇게 떠먹여야 되는 상황에서. 그런데 내가 고마운 거는 아줌마가 일단 밥을 하고 빨래를 하고 그걸 다 하잖아, 그러니까. 그런 것까지 나보고 하라면 못하지.

치매노인을 돌보는 것과 관련해서 형제간에, 부부간에 그리고 가족간에 나타나는 갈등은 전혀 없다고 하였는데, 참여자의 딸들이 많은 도움을 준다고 하였다. 그러나 돌봄 과정에서 참여자의 남편이 실질적으로 도와주는 부분은 없다고 하였다.

우리 딸들은 나한테나 할머니한테 다 잘해요. 다 잘하는
데 막내가 제일 잘해. 할머니하고 같이 자니까. 어머니가
밤새 오줌 싸면 아침에 지린내 얼마나요? 그런데도 한번도
뭐라 안 그러고 학교 다녔어요. 남편이 나를 도와 준 부분
은 이제 엄마를 여러 가지로 우리가 모실 수밖에 없는 상
황이라는 거, 우리 형제가 그렇다는 거 알고 그냥 당연히
우리가 모셔야 된다고 생각해준 것 그거죠.

참여자는 돌봄 초기에 친정어머니가 치매에 걸렸다는 사실을
받아들이기가 힘들었으며, 주위 사람들에게 그 사실을 알리는
것도 자존심 상하고 창피했다고 하였다. 그러나 점차 시간이 경
과하면서 치매에 걸린 어머니를 있는 그대로 받아들일 수가 있
게 되었다고 한다.

처음에는 기가 막혀 가지고, 우리 엄마가 이렇다는 걸
내가 받아들이기가 어려웠지. 지금은 많이 이런 노인네들
이해를 하게 되고 이 생활에도 적응이 돼 가는 거죠. 처음
엔 적응이 내가 안 되더라고. 이게 뭐, 정신적으로 내가
이게 수용이 안 되더라고 이런 상황이. 처음에는 남한테
사실 알리고 싶지도 않고, 여러 가지로, 그 치매라는 게
좀 창피하기도 했고 그랬어요.

참여자는 돌봄 과정에서 치매노인에게 가장 이상적인 간호는
가족들과 함께 지내면서 자연스럽게 식구들과 접촉하고 친밀한
자극을 주면서 마치 정상인처럼 생활하게 하는 것이라고 생각하
고 있었으므로 가족생활에 늘 참여시키는 방법을 사용하였다.

그리고 치매에 걸린 부모를 모시는 일은 며느리보다는 딸이 더
적합하다고 생각하고 있었다.

　딸이 더 좋을 거 같아요. 왜냐하면 며느리가 그렇게 못
한다고 생각해요. 며느리가 그렇게 할 수도 있겠지만 힘들
죠. 그래서 딸이 해야 된다고 생각해요. 그리고 어쩌다 제
정신이 돌아 올 때도 있는데 그럴 때 모르는 사람들이 옆
에 있으면 오히려 엄마한테 좋지 않을 것 같아요. 이렇게
대화상대도 해주고 맛있는 것도 해드리고 여러 식구들이
있어서 자극도 주고 하면 좋을 거라는 생각이 들어요

　참여자는 돌봄을 통해서 얻은 점이 있다고 하였는데, 부모를
봉양하는 상황 속에서 오히려 가족애를 느낄 수 있다고 하였다.
그리고 평생에 베풀기만 하셨던 어머니의 은혜를 조금이나마 보
답할 수 있는 기분이라고 하였다. 그리고 신앙심도 좋아졌다고
하였다.

　엄마를 이렇게 모시는 게 우리 딸들한테 너무 교육적으
로 좋은 점도 있어요. 엄마 돌봐드리면서 가족이라는 울타
리가 더 느껴져요. 이렇게 이런 경우에 모르고 지냈던 것
들이 이렇게 해 주는 거 보면, 딸들이 할머니한테 하는 거
보면 내가 고맙고 그런 것도 느끼고.

　현재 참여자는 치매에 걸린 어머니를 돌보는 일에 얽매이긴
해도 마음은 편안하다고 하였다.

그거를 내 일이다 라고 받아들이면 괜찮은 거 같아요. 그 걸 내가 응당히 해야 될 일이다 하니까 편해요. 여러 가지로 뭐 지금은 편안해. 지금은 많이 편안해. 엄마가 저런 것도 인정할 수 있고, 인생 가는 거니까. 가는 거니까 다 편안해.

16) P 참여자

이 참여자는 치매에 걸린 친정어머니를 돌보고 있는 39세의 여성으로, 학력은 고졸이며, 종교는 없었다. 치매 증상은 2년 전부터 시작되었으며, 현재 가족들이 힘들어하는 치매노인의 문제로는 의심, 식탐, 엉뚱한 소리, 기억력 장애 등이 있었다. 그런데 참여자는 치매를 노화과정으로 생각하였기 때문에 치매치료를 받아 본 적이 없다고 하였다.

어느 날 갑자기 그런 게 아니라 차츰차츰 이렇게 나빠지시는 거 같아요. 그리고 나서부터 이제 기억력이, 이렇게 뭐 금방 하신 거를 잊어버리고. 뭐 같은걸 어디다 두고 기억 못하고, 자꾸 뭐 감추려고 그러고 집착하는 게 있어요. 한동안은 휴지 있잖아요, 휴지에 집착하시더라구요. 다 뽑아갖고 쌓아 놔요. 치웠더니 화장실 휴지를 뜯어다가, 쓸 수 있잖아요, 하도 주머니에 넣으시고. 저 밖에다가 뭘 버리면 안 되는데 창문으로 반찬 같은 거 던지고.

참여자는 1남 3녀 중 막내인데, 다른 형제들이 모실 형편이 안 되어서 자신이 결혼했을 때부터 어머니를 모셔왔다고 한다. 남자 형제가 있음에도 불구하고 자신이 어머니를 돌보는 이유로

자식으로서의 도리를 다하기 위함이고 어머니에 대한 연민 때문
이라고 하였다.

돌봄 과정에서 다른 여자 형제들의 간헐적인 도움은 받고 있
지만 오빠부부의 도움은 전혀 없다고 하였는데, 따라서 오빠에
대한 서운함과 원망이 있었다.

오빠네는 사는 형편이 안 좋아요. 말이라고 형편 안 되면
못하는 거죠. 마음가짐이 문젠데, 못하는 건 못하는 거라
도. 우리 남편한테는 미안하다고 그랬다는데. 저한테 미안
하다 소리는 안 해. 말로는 안 해요. 느낌으로 서로 이제 아
는데, 그런 표현은 잘 안 해요, 못 느끼겠더라고. 제가 싫어
서 그런지 받아들이고 싶지가 않아요. 미안한 마음 들겠죠
뭐, 부몬데.

나 스스로 오빠한테 뭐라고 그러고 싶지는 않아요. 하면
뭘 해요? 소리 지르고 싸움만 나지.

치매노인을 돌보면서 참여자는 많은 정신적 고통을 경험하고
있었는데, 돌봄에 대해서 '스트레스, 짜증남, 답답함, 우울함, 위
축됨' 등으로 표현하고 있었다.

혼자 하실 수 있는 게 하나도 없으니까 모든 걸 다 제가
해줘야 되요. 나가지도 못하고, 나갔다가도 금방 들어와야
하고. 엄마가 이러니까 자연히 친구들도 안 오게 되고 그래
서 친구들하고도 멀어져요. 만나기도 싫고. 나 자신도 매사
에 자신감도 없어지고 소극적으로 변하는 거 같아요. 마음
이 자꾸만 오그라드는 것 같아요. 이건 정말 스트레스예요.

스트레스가 쌓이죠. 매사에 짜증이 나요. 가슴이 늘 답답하고, 그리고 밤에 잠이 잘 안와요. 생각이 많아지니까.

돌봄 과정에서 참여자는 초기에는 치매노인과의 갈등 속에서 소리를 지르거나 울기도 하였으나 이러한 부정적인 대처를 하면 할수록 스트레스가 더욱 심해졌다고 하였다. 그러므로 현재는 치매노인과 자신의 역할책임에 대하여 수용하기 위하여 노력하고 있었는데, 이를 위해 마음 삭이기, 체념하기 등의 대처를 하고 있었다.

어떻게 해 볼 도리가 없으니 어떡해요? 처음에는 소리도 질러보고 싸우기도 하고 그랬는데 다 소용없드라구요. 그러니까 혼자 삭이고 그래요. 포기할 수밖에요

현재 참여자는 돌봄으로 인해 많이 지쳤다고 하였으며, 앞으로 치매증세가 더 악화될까봐 걱정으로 하고 있었다. 한편 이러한 돌봄의 부담감을 줄이기 위해서 참여자는 치매노인을 지역사회 복지관에서 운영하는 주간보호센터에 보내기로 수속을 밟고 있었다.

이젠 엄마를 복지관에서 하는 낮에만 보내는 프로그램에 보내려고 수속을 밟고 있어요. 하루에 오천 원이라는데 아침부터 오후 5시까지니까 그래도 그 시간만큼은 자유롭게 보낼 수 있을 것 같아요. 엄마한테도 좋을 것 같고. 서로가 좋을 것 같아요.

17) Q 참여자

이 참여자는 80세의 여성으로 치매에 걸린 98세된 언니를 4년째 돌보고 있었다. 참여자의 남편은 3년 전에 사망했으며, 슬하에 두 아들이 있는데 모두 결혼 후 독립해서 살고 있었다. 참여자는 독실한 기독교 신자였다.

치매 증상을 보인 것은 4년 전에 평소와는 다른 이상한 행동을 보이면서부터라고 하였는데, 나이가 많아진 탓이라고 생각했기 때문에 특별한 치매치료를 받아 본 적은 없다고 하였다. 치매노인은 현재 경증의 치매상태로 약간의 부적절한 행동, 기억력 장애 및 오리엔테이션에 지장이 있을 뿐 다른 정신과적 문제는 보이지 않았으며, 대소변 조절도 혼자서 할 수 있을 정도의 일상생활수행능력을 가지고 있었다.

처음에 이상한 모습을 보인 것은 머리를 괜히 이유 없이 비비시는 것이었어요. 어느 날 보니까 화장실 들어가서 나오지를 않는 거예요. 그래서 왜 안 나오시냐고 화장실 문을 이렇게 열으니까, 깜깜한데 불도 안 켜놓고 막 머리를 비비시더래요. 그래 그때부터 치매가 화장실에서부터 시작이 된 거예요.

참여자가 치매언니를 돌보는 이유는 치매노인의 남편은 일찍 사망했고, 치매노인은 자식이 없기 때문에 참여자 외에는 돌봐줄 가족이 전혀 없기 때문이라고 하였다.

어떡해요? 노인네 혼자 있으니까 내가 모실 수밖에 아무도 없으시니까 친척들도 없는데 안 모시면 어떻게 해요?

안 모시면 천상 저기 양로원에나 갔다 모시고 그럴 수밖에 없었죠. 그런데 그렇게 양로원 계시는 노인네들 보니까 너무 안됐고 그래서 그냥 안 보냈어요…… 당신도 안 가시겠다고 그래서. 저렇게 혼자 있으니까. 불쌍하고. 형제지간에도 의지로도 사는 것처럼 살아야지 할 수 있어요?

치매노인은 자녀도 없을뿐더러 경제적 능력이 없으므로 현재 국가에서 지원하는 공적 부조의 혜택을 받고 있었는데, 생활보호자로 선정이 되어 임대아파트를 제공받았으며, 약간의 생활비도 보조받는다고 하였다. 또한 일주일에 5일씩 가정도우미 서비스를 받고 있기 때문에 참여자가 치매노인을 돌보는 데에 많은 도움이 된다고 하였다.

도우미가 토요일하고 일요일만 빼고 매일 오죠. 와서 언니 옷도 빨아주고, 며칠에 한번씩 목욕도 시켜주고 그래요. 전에 언니가 편찮으셔서 원자력 병원에 통원치료를 받았는데 그때도 도우미가 한 달을 언니를 모시고 다녀주었죠. 고맙죠, 내가 할 일을 도와주니까.

치매언니를 돌보는 과정에서 참여자가 힘들어하는 점은 자신도 나이가 많은지라 골다공증과 퇴행성관절염이 심해서 자유롭게 활동하는 데에 제한을 받는다고 하였다. 특히 관절염으로 인한 통증이 심할 때는 자신의 몸도 추스르기가 힘든데 언니까지 돌봐야 하는 것이 부담스럽다고 하였다.

그런데 아주 저도 이렇게 다니가 아파요. 골다공증이 이
렇게 와서, 어떤 때는 아-주 너무 아프니까 짜증이 나죠.
아-휴 나는 너무 너무 아파서 그런다고, 언니더러 인제 그
렇게 하시지 말라고 자꾸 그냥 엉뚱한 소리하시고 그러시
면, 오늘 아침도 이렇게 다니가 아파서 겨우 이제 죽지 못
해서 밥 끓여서 노인네 드리고 나도 먹고 그랬어요

이렇게 참여자 자신의 건강문제가 겹치면 때로는 신체적으로
힘들기도 하며, 또 다른 한편으로는 치매노인이 억지소리를 하
거나 문제행동을 일으킬 때는 정신적으로도 힘들다고 하였다.
참여자는 치매노인과 갈등이 생길 때는 자신이 일방적으로 참아
주면서 즉각적인 반응을 하지 않음으로써 갈등을 처리한다고 하
였다.

막 그때는 언성이 나는 거야. 그래서 막 악을 쓰고 야단이
야 그래서나는 아무소리도 안했어 혼자 그러시거나 말거나
가만히 놔뒀지. 그랬더니 혼자 그러시다가 그만두더라구요.
성질이 있으면 아주 무서워요. 가만히 있어야지 그렇지 않
으면 맞받아 싸우겠어요? 그러시거나 말거나 그냥 잠자코
있어야지, 싸움을 할 수는 없으니까. 노인네하고 어떻게 하
겠어요?

한편, 참여자는 신실한 기독교 신자로, 어려운 생활가운데서도
신앙생활을 열심히 하면서 생활하고 있었다. 종교 활동과 믿음
을 통한 대처가 가장 커다란 힘이 된다고 하였는데, 치매에 걸
린 언니를 자신이 돌봐야 하는 것이 하나님 뜻이라고 받아들이

고 있었다. 치매노인에 대한 속상한 마음이 들 때면 회개와 기도를 통해서 어려움을 해결하고, 낙담하다가도 성경말씀과 종교활동을 통해서 많은 위로를 받는다고 하였다. 따라서 하루도 거르지 않고 새벽기도에 참석하는 등 신앙생활을 열심히 하고 있었다.

교회가면 기분이 즐겁고 기쁘죠. 암만 이기 와서 언니 모시고 살면 어떤 때는 허전하고 속이 빈 것 같고 그렇게 마음이 저기 하다가도 교회 가서 목사님 말씀 들으며는 위안이 되고 마음이 위로가 되고 내가 정말 하나님한테 몸 바치고 마음 바치고 그래도 하늘나라에 가 이 세상에서도 내가 저기하는데 하나님한테 가야지 그러고 열심히 새벽기도도 꼭 나가요. 처음 신앙을 시작할 때부터 새벽기도는 꼭 나가요. 4시에 나가면 여기에 교회 차가 와요. 여기 아파트 앞에. 4시 반에 가서 예배드리고 오지요. 그저 하나님만 바라보고 이대로 그냥 사는 거예요.

●저자●

● 김 춘 미　　약력
서울대학교 간호대학 간호학과 졸업
서울대학교 대학원 간호학 석사
서울대학교 대학원 간호학 박사
미국 캘리포니아주 정규간호사 (RN)
(현) 여주대학 간호과 교수

주요 논저
New 건강증진. 건강증진사업기획@건강정보교육
호스피스
노인을 위한 실버시터
일반노인과 치매노인의 일주기 리듬 비교연구
노인보건사업을 위한 재가노인의 건강관리실태조사
재가치매노인을 돌보는 가족원의 대처과정
일 지역사회 노인의 건강증진 생활양식
 - 자아존중감 및 사회적지지 관계연구
치매노인을 돌보는 가족원의 대처유형
여성가족간호자의 치매노인 돌봄 경험: 여성주의적 접근
외 다수

치매노인을 돌보는 가족의 대처

● 초판 인쇄　2004년 11월 1일
● 초판 발행　2004년 11월 2일

● 지 은 이　김춘미
● 펴 낸 이　채종준
● 펴 낸 곳　한국학술정보㈜
　　　　　　경기도 파주시 교하읍 문발리
　　　　　　파주출판문화정보산업단지 526-2
　　　　　　전화 031) 908-3181(대표) · 팩스 031) 908-3189
　　　　　　홈페이지 http://www.kstudy.com
　　　　　　e-mail(e-Book사업부) ebook@kstudy.com
● 등　　록　제일산-115호(2000. 6. 19)
● 가　　격　15,000원

ISBN　　89-534-2116-0 93510 (paper book)
　　　　　89-534-2117-9 98510 (e-book)